Carolin Caprano

Hunde und Katzen

Gesunder Darm und intakte Haut mit EM und Naturheilkunde

CapKo - Books

Impressum

© 2016 Carolin Caprano
Kontakt: www.carolin-caprano.com

publiziert von: CapKo - Books

Lektorat: Britta Weber (translation-weber.de)
Covergestaltung: © Carolin Caprano
Titelfoto: © Gisela Merkuur (Gisela Fotografie)

ISBN: 9783743115293

Herstellung und Verlag: BoD - Books on Demand, Norderstedt
2. Auflage 2018

Bibliografische Information der Deutschen Nationalbibliothek
Die Deutsche Nationalbibliothek verzeichnet diese Publikation in der Deutschen Nationalbibliografie; detaillierte bibliografische Daten sind im Internet über http://dnb.d-nb.de abrufbar.

Das Werk einschließlich aller seiner Teile ist urheberrechtlich geschützt. Jede Verwertung außerhalb der engen Grenzen des Urheberrechtsgesetzes ist ohne Zustimmung der Autorin unzulässig und strafbar. Dies gilt insbesondere für Vervielfältigung, Übersetzungen, Mikroverfilmungen und die Einspeicherung und Verarbeitung in elektronische Systeme.

Haftungsausschluss: Die Autorin hat sich um richtige und zuverlässige Angaben bemüht. Fehler können jedoch nicht vollständig ausgeschlossen werden. Eine Garantie für die Richtigkeit der Angaben kann daher nicht gegeben werden. Eine Haftung für Schäden oder Unfälle wird aus keinem Rechtsgrund übernommen.
Die Wirkmechanismen einiger der im Buch genannten Therapieverfahren werden in wissenschaftlichen Studien kontrovers diskutiert und sind nicht abschließend belegt.

Bilderverzeichnis

Fotos

Carolin Caprano

Sowie herzlichen Dank für die Fotos:

S. 26	Kai Koch
S. 42; 141	Mandy Jäger
S. 129	Heike Klipper
S. 145	Jasmin Blatt
S. 169	Sarah Poole-Korus

Illustrationen

Carolin Caprano

Carolin Caprano

Hunde und Katzen

Gesunder Darm und intakte Haut mit EM und Naturheilkunde

CapKo - Books

Inhalt

Vorwort S. 1

1 Entwicklungsgeschichte S. 8

2 Anatomie und Physiologie von Hund und Katze S. 15

3 Was sind Effektive Mikroorganismen? S. 36

4 Gesundheit beginnt mit artgerechter Fütterung S. 41

5 Das Immunsystem und der Darm S. 58

6 Der Magen-Darmtrakt von Hund und Katze S. 64

7 Naturheilkundliche Behandlungsformen S. 69

8 Magen-Darmerkrankungen und ihre Behandlung S. 87

8.1 Enteritis S. 88
8.2 Gastritis S. 92
8.3 Lebererkrankungen S. 95
8.4 Endoparasiten S. 99
8.5 Allergien (Magen-Darmtrakt) S. 102
8.6 Übersäuerung (Stress) S. 105
8.7 Diabetes mellitus S. 110

9 Die Haut S. 113

10 Wund- und Hautpflege S. 122

10.1 Hautwunden S. 124
10.2 Dermatitis S. 126
10.3 Allergie (Haut) S. 129

10.4 Pyodermie	S. 132
10.5 Hautpilz	S. 135
10.6 Ektoparasiten	S. 137
11 Umgebungsdesinfektion	**S. 142**
12 Fallbeispiele	**S. 149**

Anhang

Nachwort	S. 159
Lexikon	S. 162
Danksagung	S. 169
Literatur- und Quellennachweis	S. 171

Vorwort

Das Leben hat sich in Jahrmilliarden auf unserer Welt ohne Eingriff der Menschen entwickelt. Also muss es Prinzipien der Selbstregulation geben, die dem Leben nicht schaden. Schauen wir auf die Beipackzettel der üblicherweise verwendeten Medikamente für unsere Haustiere, so erfahren wir, dass sie zahlreiche Nebenwirkungen hervorrufen, also dem Leben auch schaden können. Diese Medikamente werden in der öffentlichen Kommunikation im Regelfall als notwendig für das Überleben dargestellt. Wir wollen in diesem Buch auf jene Hilfsmittel aufmerksam machen, die ohne Nebenwirkungen helfen, die Selbstheilungskräfte der Tiere und somit das Leben zu unterstützen: die Homöopathie, die Pflanzenheilkunde und die Beachtung der mikrobiellen Gesetze.
Üblicherweise wird gelehrt, dass die Genetik (Veranlagung), die Fütterung und die Haltungsbedingungen einen großen Einfluss auf das Leben unserer Haustiere und damit auf deren Gesundheit nehmen. Da uns die Wissenschaft in den letzten beiden Jahrzehnten tiefe Einblicke in das mikrobielle Leben eröffnet hat, lohnt es sich, diese Mikroben mit in die Gesundheitsfürsorge einzubeziehen.

Die Mikroben (Bakterien, Hefen, Pilze) sind jene einzelligen Lebewesen, die über Jahrmilliarden diesen Planeten darauf vorbereitet haben, dass heute Menschen und Tiere darauf leben können. Naturphilosophen gehen sogar so weit zu sagen, die Einzeller hätten sich zu Mehrzellern zusammengeschlossen, um sich neue Lebensräume zu schaffen. Denn in Mensch und Tier leben zehnmal so viele Mikroben, wie das Lebewesen Körperzellen hat.

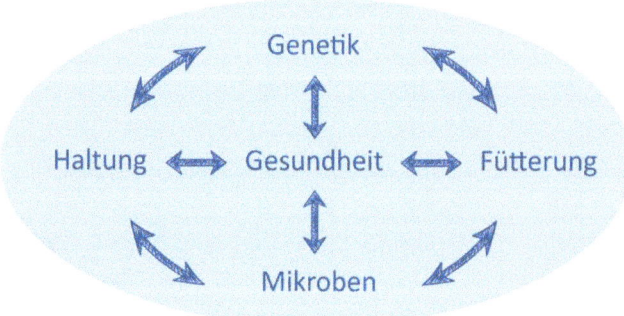

Die Genetiker weisen darauf hin, dass die Mikroben hundertmal mehr genetisches Potential haben als ein Mensch oder ein Tier und bewerten deren Einfluss auf das Leben sogar höher und bedeutender als das genetische Potential von Mensch und Tier. Die recht junge Wissenschaft der Epigenetik zeigt auch, wie wandelbar die genetischen Potentiale der Menschen und Tiere sind. Aus der Sicht der Epigenetik ist der Einfluss der Umwelt auch auf die Gesundheit extrem bedeutend. Und diesen Einfluss übt die Umwelt sehr stark über die uns umgebenden Mikroben auf uns und unsere Tiere aus. Gibt es viele pathogene (krankmachende) Mikroben, können sie im Körper dominant werden und dann wird der Körper krank. Dafür hat die herkömmliche Pharmazie die allopathischen Medikamente erfunden, die mit Sicherheit in lebensbedrohenden Situationen sehr hilfreich sind. Da sie aber gleichzeitig Körperfunktionen beeinträchtigen, gibt es oft Nebenwirkungen, die als Störungen an anderer Stelle auftreten.

Umgibt man ein Lebewesen mit den erwünschten Mikroben, so können unerwünschte sich nicht einnisten. Erwünschte Mikroben sind all diejenigen, die zu den Milchsäuremikroben gehören. Wir kennen sie aus der Lebensmittelzubereitung als Käse- und Jogurtbakterien. Aus der Bier- und Weinbereitung, dem Backen von Sauerteig-, Hefebrot oder Hefekuchen kennen wir die *Saccharomyces cerevisiae*, die Hefen, die uns schon lange dienen. Diese Mikroben sind die Hauptbestandteile einer braunen Flüssigkeit, die im Handel als „Effektive Mikroorganismen" (EM) angeboten wird. Inzwischen werden auch aus dieser Grundsubstanz hergestellte Sonderartikel wie Reiniger, Hautpflege, Futterzusätze und Ähnliches angeboten, weil die Kunden Speziallösungen wünschen, ohne selbst etwas zubereiten zu müssen.
Notwendig sind diese Zusatzprodukte nicht, aber sie kommen unserer heute üblichen Denkweise entgegen. Der Sinn der Anwendung von EM liegt darin, dass man das Tier immer mit erwünschten Mikroben umgibt. Damit eignet sich EM hervorragend für die tägliche
Anwendung in der Hand von jedermann zur Vorsorge oder als Hausheilmittel.

Anders ist es mit den homöopathischen Heilmitteln. Das Prinzip der Homöopathie wurde von Samuel Hahnemann (dt. Arzt, 1755 bis 1843) entwickelt, der Gleiches mit Gleichem zu heilen versuchte. Er fand heraus, dass man eine schädigende Substanz sehr weit verdünnen muss, damit sie

heilend wirkt. Die Verdünnung wird über so genannte „Potenzen" so weit vorgenommen, dass man nur noch die Information, jedoch kaum oder keine Substanz mehr nachweisen kann.
Dann wirkt nur noch die Information des Ausgangsstoffes. „Das kann nicht mehr wirken", behaupten die Gegner dieser Methode.
Aber der Gesetzgeber schreibt vor, dass diese Heilmittel nur über Apotheken abgegeben werden dürfen. Also vermuten die staatlichen Autoritäten doch eine Wirksamkeit? In Deutschland arbeiten sehr viele alternativ denkende Heilkundige, die diese Mittel mit großem Erfolg einsetzen. Bei den Tierhaltern unter den Bauern gibt es homöopathische Arbeitskreise, weil die Mittel sehr gut wirken, preiswert sind und die Tiere nicht belasten.

Wenn sich Laien in die Materie sehr gut einarbeiten, dürfen sie die Mittel in Eigenverantwortung einsetzen, was untermauert, dass schädigende Nebenwirkungen nicht oder kaum eintreten. Da bei den homöopathischen Mitteln keine Gebrauchsanweisungen beiliegen dürfen (gesetzlich verboten), sollte man diese als Unkundiger ausschließlich unter Anleitung eines Therapeuten einsetzen und lernen, wie man damit umgeht.

Im vorliegenden Buch finden Sie, liebe Leserin, lieber Leser, zwei wesentliche Handlungsanweisungen, wie Sie das Leben für Ihre Haustiere einfacher und angenehmer machen können: zur täglichen Vorsorge die Effektiven Mikroorganismen und zum Eingreifen bei Erkrankungen die naturheilkundlichen Heilmittel. Beide Methoden ergänzen sich, da sie beide darauf abzielen, die Selbstheilungskräfte des Körpers zu stärken.

Als Ergänzung dienen dann zudem Heilkräuter und Futterergänzungsmittel, die eine Behandlung abrunden können.

Unsere Haustiere

Hunde und Katzen sind die beliebtesten Tiere, die Familien im täglichen Leben begleiten. „150 € pro Stunde sollten Heimtiere verdienen", sagte vor kurzem ein befreundeter Psychologe. „Sie sind die effektivsten Therapeuten in unserer so lieblosen Zeit."

Dabei gilt es natürlich, die Regeln eines stressfreien Zusammenlebens zu kennen. Tiere haben untereinander oft ein festes Gefüge und leben in sogenannten „Verbänden" (Rudel, Herde, Gruppe, Schwarm etc.).
Untereinander wissen die Tiere auch genau, was jedes einzelne von ihnen braucht. Sie müssen sich keine Gedanken um „Artgerechtigkeit" machen, weil jedes um die Bedürfnisse des anderen weiß. Wir Menschen sollten deshalb die der Art unseres tierischen Mitbewohners entsprechenden Bedürfnisse kennenlernen. So können sich die Tiere in unseren Tagesablauf einfügen, und das Leben mit ihnen wird einfacher und noch schöner.

Welchen Nutzen für den Menschen bringt nun die Haltung von Haustieren?
Das beleuchtet sehr intensiv eine Studie, deren Inhalt vor einigen Jahren in fast allen Presseorganen beschrieben

wurde. Einige Bewohner eines Altenheimes bekamen einen Wellensittich, den sie persönlich zu betreuen hatten. Dann wurde über ein Jahr beobachtet, wie diese Tiere das Verhalten der alten Menschen veränderten. Die Heimbewohner mit Wellensittich suchten nach sehr kurzer Zeit nur noch äußerst selten einen Arzt auf. Psychische Auffälligkeiten verringerten sich und psychosomatische Störungen gingen ebenfalls zurück. Der Blutdruck normalisierte sich und die allgemeine Lebenszufriedenheit stieg stark an. Sie waren untereinander friedlicher und freundlicher, als es die Gruppe ohne Heimtier war.

Sobald man die Verantwortung für ein Tier übernimmt, lenkt diese von den eigenen Befindlichkeiten etwas ab und man öffnet sich für die Bedürfnisse eines Anderen, begründeten die betreuenden Psychologen die Verhaltensänderung.

Aus der Verhaltensforschung wissen wir, dass gerade Kinder unendlich viel von Katzen und Hunden lernen können. Sie erfahren viel über ihre Gefühle, was sie zu selbstsicheren Menschen macht. Hunde und Katzen melden sofort zurück, ob ein Familienmitglied richtig oder falsch mit ihnen umgeht. Beobachten Sie einmal Kinder, die „Hund", „Katze" oder sonst ein Tier spielen. Sie üben in Mimik und Gestik alle möglichen Gefühle ein und schulen so ihre nonverbale Kommunikation. Das hilft uns sehr im sozialen Umgang, weil das Nonverbale sehr stark die emotionale Kompetenz ausdrückt.

Früher lernten die Kinder das alles, wenn sie noch auf einem Bauernhof mit allen Tierarten lebten. Heute haben junge Menschen kaum ein solches Erfahrungsfeld, sodass ein Haustier ein besonders guter Lehrer für das Leben sein kann.

1. Entwicklungsgeschichte

Um unsere Haustiere besser zu verstehen, ist es sinnvoll, sich klarzumachen, von welchen Wildtieren Hund und Katze ursprünglich abstammen. Wie es dazu kam, dass sie domestiziert wurden, kann nützliche Hinweise auf Verhaltensfragen, Haltung und Umgang geben. Natürlich können Wild- und Haustiere nicht in jeder Hinsicht miteinander verglichen werden. Dennoch finden wir in vielen Bereichen, wie zum Beispiel dem Instinktverhalten oder den Fressgewohnheiten, in unseren Haushunden auch „ein bisschen" Wolf wieder und in der Hauskatze Überbleibsel ihrer Vorfahren, den Wildkatzen.

Hund

Den heutigen Haushund, mit lateinischem Namen *Canis lupus familiaris*, kennen wir vor allem als Familien- oder Gebrauchshund. Geht man von der zoologischen Gliederung aus, so gehört der Haushund zur Familie der Hundeartigen (Caniden). Zu den Caniden zählen außerdem noch die Wölfe, Füchse, Kojoten und Schakale.
Ursprünglich stammt der heutige Hund vom Wolf ab, allerdings ist bis heute kein ganz exakter Zeitpunkt der Domestikation bekannt. Es wird aber geschätzt, dass die Domestikation des Wolfes vor ca. 100.000 Jahren begann und dies sogar an verschiedenen Orten auf der Welt unabhängig voneinander. Der Wolf und somit auch der Hund zählen zu den Raubtieren, das heißt, sie sind überwiegend Fleischfresser und reißen ihre Beute.

Menschen und Wölfe bewohnten lange Zeit den gleichen Lebensraum und haben von ähnlichen Beutetieren gelebt. So ist anzunehmen, dass die Wölfe Reste menschlicher Nahrung als leichte Beute betrachteten und sie dies in die Nähe der Menschen trieb. Für den Menschen wiederum entwickelte sich der Wolf zu einem Jagdpartner.

Wolf und Mensch hatten also jeweils einen Nutzen voneinander. Als der Mensch begann, den Wolf zu domestizieren, tat er dies vor allem im Hinblick auf bestimmte Aufgaben, die er erfüllen sollte. In der ersten Phase der Domestikation war der Hund dem Wolf wahrscheinlich noch sehr ähnlich, und fossile Funde konnten bzw. können nicht immer eindeutig zugeordnet werden. Eines der ausgeprägtesten Merkmale sind jedoch die Größe des Schädels und die Zahnstellung.
Im Zuge der Domestikation kommt es sehr häufig zu einer Verkleinerung des Schädels.
Der aus dem Wolf entstandene Hund war zunächst keinesfalls nur ein einfaches Haustier, sondern ganz offenbar ein Gebrauchstier. Jedoch band der Mensch auch den sogenannten „Gesellschaftshund" schon relativ früh in den Zuchtgedanken mit ein.

So entstanden verschiedene Rassen mit unterschiedlichen Charaktereigenschaften und Körperbau, je nachdem, welche Aufgabe der Hund erfüllen sollte:

Verwendung	Aufgabe	Rassebeispiele
Wach-, Hof- und Bauernhunde	hohe Alarmbereitschaft mit Anzeigen einer möglichen Gefahr durch Lautgebung	Rottweiler, Berner Sennenhund, Australian Cattle Dog
Hütehunde	Treiben, Zusammenhalten und Bewachen von Herden (z.B. Schafsherden)	Schäferhund, Collie, Australian Shepherd
Hirtenhunde	selbstständiges Bewachen und Beschützen von Herden	Hovawart, Neufundländer, Leonberger
Jagdhunde mit Führereinfluss	Aufspüren und Apportieren von Wild in Zusammenarbeit mit dem Menschen	Setter, Pointer, Retriever
Jagdhunde ohne Führereinfluss	selbstständiges Aufstöbern von Wild	Beagle, Basset Hound, Dalmatiner
Zug- und Schlittenhunde	Einsatz in der Landwirtschaft oder als Schlittenhund	Berner Sennenhund, Dogge, Siberian Husky
Gesellschaftshunde	Begleithunde des Menschen	Pudel, Mops, Bichon

Zusätzlich eignen sich viele Rassen für spezielle „Jobs" und auch vor diesem Hintergrund wurde und wird teilweise gezielt gezüchtet:

Verwendung	Aufgabe	Rassebeispiele
Spürhunde	Spürhunde häufig im Polizeidienst zum Aufspüren von z. B. Drogen	Deutscher Schäferhund, Dobermann, Riesenschnauzer
Rettungshunde	Aufspüren von vermissten bzw. verletzen Personen, z. B. in lawinengefährdeten Gebieten	Geeignet sind alle leistungswilligen, leistungsstarken und nicht zu schweren Hunde. Sie müssen körperliche Gesundheit, Nervenstärke, Lernfreude sowie Aufgeschlossenheit gegenüber Menschen und Artgenossen mitbringen.
Therapiehunde	Assistenzhunde für Menschen mit Handicap, z. B. als Blindenführhund	Golden Retriever, Australian Shepherd, Labrador

Mittlerweile gibt es unzählige Hunderassen, wobei jedoch die Eignung bei der Auswahl oft nicht mehr im Vordergrund steht. Selten werden unseren Haushunden noch wirkliche Aufgaben gegeben; sie sollen vielmehr nur noch ein Familienmitglied sein. Trotzdem besitzt jeder Hund immer noch

Urinstinkte und je nach Rasse bestimmte Charaktereigenschaften. Wird vom Halter darauf nicht eingegangen, entstehen häufig Probleme zwischen Mensch und Tier, die wir gerne als Verhaltensauffälligkeiten bezeichnen. Ein ausgeprägter Jagd- oder Hütehund zum Beispiel langweilt sich schnell ohne Aufgabe. Er möchte seiner Eignung nach beschäftigt werden und sollte nicht ausschließlich als Familienhund gehalten werden.

Katze

Auch die heutigen Hauskatzen (**Felidae**) haben sich im Laufe der Zeit entwickelt. Sie stammen ursprünglich von der Wild- und Falbkatze *(Felis silvestris* und *Felis silvestris lybica)* ab und gehören damit zur Familie der katzenartigen (**Feloidea**). Man hat herausgefunden, dass fast alle Hauskatzen auf den fünf Kontinenten überwiegend von der weniger aggressiven Falbkatze abstammen. Auch die Katzen zählen zu den Raubtieren.

In der traditionellen Systematik werden die heutigen Katzen in drei Unterfamilien eingeordnet (nach Collier und O'Brien):

Gattung	Tiere
Acinonychinae	Geparde
Pantherinae	Großkatzen: Panthera (Löwe, Jaguar, Leopard, Tiger), Schneeleopard, Nebelparder, Marmorkatze
Felinae	alle übrigen Kleinkatzen

Im Gegensatz zum Hund lebt die Katze nicht im Rudel, sondern ist eher ein Einzelgänger (eine der wenigen Ausnahmen stellt der Löwe dar). Trotzdem können sich Katzen zu Gruppen zusammenfinden (das kann man zum Beispiel oft schön auf einem Bauernhof beobachten). In einer Gruppe Katzen findet man sowohl soziale Katzen als auch Einzelgänger.

Dies könnte ein Grund dafür sein, dass die Katze erst um einiges später Anschluss an den Menschen suchte. Funde von Knochen und Zähnen der Katze gibt es zwar ungefähr zeitgleich zu denen der Hunde, jedoch kann man davon ausgehen, dass es sich dabei noch um Wildformen der Katze handelt.

Über den Beginn der Domestikation der Katze sind die Wissenschaftler teilweise unterschiedlicher Auffassungen. Man geht aber davon aus, dass die Katze mindestens seit 9.000 oder 9.500 Jahren als Haustier gehalten wird. Dabei zogen die Menschen Jungtiere der Wild- und Falbkatzen bei sich auf und gewöhnten sie so an das Zusammenleben.

Anfangs wurden die Katzen vor allem gehalten, um Mäuse und Ratten zu jagen. Um 1888 herum gab es sogar Versuche, Katzen mit ausgeprägt guten Jagdeigenschaften zu züchten. Dieser Ansatz setzte sich jedoch nicht durch, und so kam es gegen Ende des 19. Jahrhunderts zu einer Veränderung im Zusammenleben zwischen Katze und Mensch. Man entdeckte die Katze als Haus- und Schoßtier.

Heute gehört die Hauskatze zu den beliebtesten Haustieren und wird in den unterschiedlichsten Felltypen gezüchtet (sog. Rassekatzen).

Doch auch die Katze, sei sie nun Wohnungskatze oder Freigänger, stellt einige Ansprüche an eine artgerechte Haltung. Wird darauf vom Halter nicht eingegangen, können sich sowohl körperliche als auch psychische Erkrankungen einstellen.

Fressverhalten von Raubtieren (Fleischfressern)

Eine sehr umfassende Betrachtung, welche Tiere als Räuber bezeichnet werden, findet man bei Wikipedia. Zusammengefasst sind das Tiere, die Fleisch fressen. Damit empfinden die Menschen sie als Konkurrenten, die ihnen hochwertige Nahrung wegfressen. Reine Pflanzenfresser, die uns auch Gemüse „rauben", haben keine Bezeichnung, die ihnen einen gefährlichen Anstrich gibt.
Alle reinen Fleischfresser haben das Problem, dass sie keine „sekundären Pflanzeninhaltsstoffe" (pflanzliche Vitamine, Enzyme) aufnehmen.
Sie kommen an diese lebenswichtigen Stoffe nur heran, wenn sie den Magen- und Darminhalt der Beutetiere, im Regelfall Pflanzenfresser, aufnehmen. Deswegen fressen Raubtiere zuerst die Eingeweide, dann erst das Fleisch. Gleichzeitig nehmen sie die große Vielfalt an Mikroben aus dem Verdauungssystem ihres Beutetiers mit auf und formen dadurch das Milieu der Mikroben in ihrem eigenen Verdauungssystem.

2. Anatomie und Physiologie von Hund und Katze

An dieser Stelle sollen Sie als Tierbesitzer nun einen kleinen Einblick in die Anatomie und Physiologie unserer Hunde und Katzen erhalten.
Die Zusammenfassung dieses umfangreichen Gebietes soll helfen, den Gesundheitszustand Ihrer Haustiere besser einschätzen zu können.
Durch anatomische Basiskenntnisse können grundlegende Zusammenhänge leichter verstanden werden. Denn je mehr Sie als Tierbesitzer selbst überprüfen können, umso eher werden Sie im Krankheitsfall eingreifen oder schon vorbeugend arbeiten können.
Behandelt werden deshalb an dieser Stelle das äußere Erscheinungsbild (Exterieur), das Skelett mit Gebiss, die Muskulatur, innere Organe und physiologische Werte.

Exterieur

Hunde gibt es in den unterschiedlichsten äußeren Erscheinungsbildern.
So kennen wir die verschiedensten Rassen, die klein oder groß, kräftig oder schlank, kurz- oder langhaarig sind. Manche haben kurze und manche lange Schnauzen, Steh-, Knick- oder Schlappohren. Auch die unterschiedlichsten Fellfarben und -zeichnungen treten auf.
Der Körperbau und die Physiologie bleiben jedoch in den Grundzügen stets gleich und identifiziert den Hund als solchen.

Genauso ist es auch bei der Katze. Erscheinungsbilder gibt es sehr vielfältige, doch die Katze bleibt immer eine Katze.

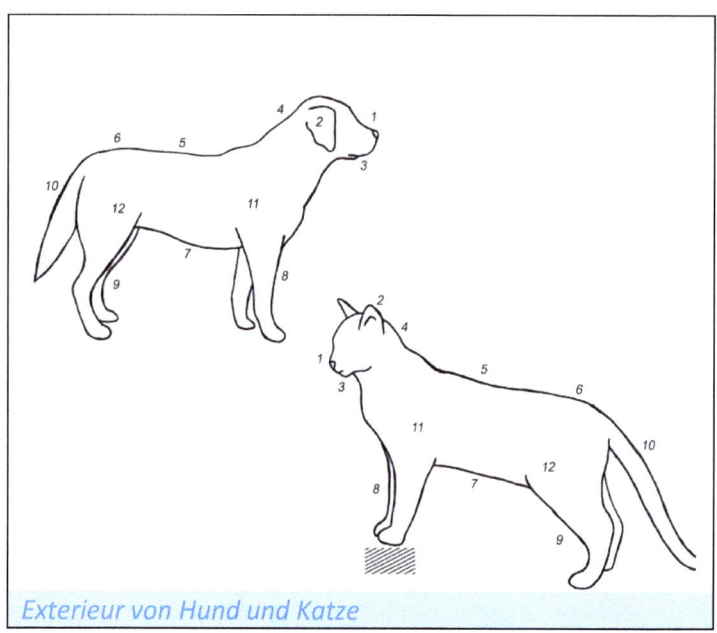

Exterieur von Hund und Katze

1 Nase
2 Ohren
3 Maul
4 Nacken
5 Rücken
6 Kruppe
7 Bauch
8 Vorhand
9 Hinterhand
10 Rute
11 Schulter
12 Oberschenkel

Skelett

Das Skelett wird als passiver Bewegungsapparat bezeichnet und bildet das Knochengerüst des Körpers. Wir unterteilen dabei in Schädel, Stammskelett mit Wirbelsäule, Brustbein und Rippen, sowie in die Gliedmaßen.

Das Hundeskelett besteht aus ca. 321 Knochen, das Katzenskelett aus ca. 240, von denen viele hauptsächlich im Bereich des Schädels miteinander verwachsen sind. Das übrige Skelett ist gelenkig verbunden.

Die Anbindung zu den Muskeln erfolgt über Sehnen. Die Bänder stabilisieren die Gelenke.

Die Wirbelsäule besteht aus sieben Halswirbeln, dreizehn Brustwirbeln, sieben Lendenwirbeln, drei Kreuzwirbeln (verwachsen zum Kreuzbein) und 20-23 (bei der Katze 10-23) Schwanzwirbeln. Die Rippen bestehen aus dem oberen Rippenknochen, der mit den Wirbeln gelenkig verbunden ist, sowie dem unteren Rippenknorpel. Der Schädel besteht aus den Hirnschädelknochen, die das Gehirn umhüllen, sowie den Angesichtsknochen um Maul- und Nasenhöhle.

Die Vorhand wird von Schulterblatt, Oberarm, Unterarm (Elle und Speiche) und der Hand gebildet. Die Hand besteht aus der Handwurzel, der Mittelhand und fünf Fingern. Die Finger haben je drei Glieder (mit Ausnahme des Daumens mit zwei Gliedern).

Die Hinterhand besteht aus dem Becken, dem Oberschenkel, Unterschenkel (mit Schien- und Wadenbein) und dem Fuß. Der Fuß umfasst die Fußwurzel, die vier Mittelfußknochen mit vier Zehen und je drei Gliedern. Das Becken stellt eine feste Verbindung der Hinterhand mit dem Skelett des Stammes her.

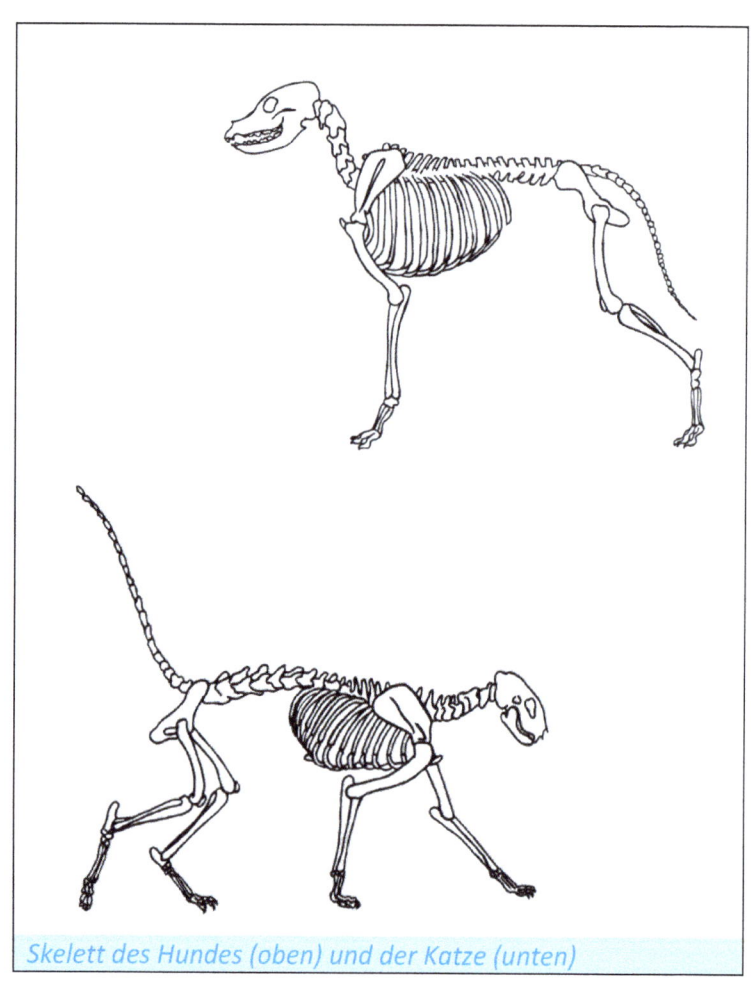
Skelett des Hundes (oben) und der Katze (unten)

Die Knochen sind überall dort, wo Bewegungen zwischen zwei Knochen stattfinden sollen, durch Gelenke verbunden. An den Knochenenden – am Gelenk – ist dieser von Gelenkknorpeln überzogen. Die Gelenkkapsel verbindet dann die Knochenenden und beschreibt die Gelenkhöhle. Die Gelenkschmiere (Synovialflüssigkeit) wird in der Kapsel gebildet, schützt vor Reibung, dient der Ernährung des Gelenkknorpels und trägt zusammen mit dem Gelenkknorpel zur Stoßdämpfung bei.

Gebiss

Anhand des Gebisses einer Tierart kann man auch die Ernährungsweise erkennen. Hunde und Katzen sind Raubtiere und benötigen deshalb ein starkes Gebiss. Zwar sind Hunde und Katzen beide Fleischfresser, trotzdem aber haben sie unterschiedliche Gebisse.

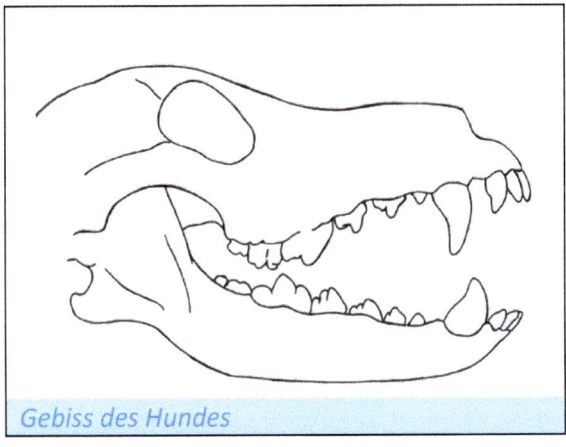
Gebiss des Hundes

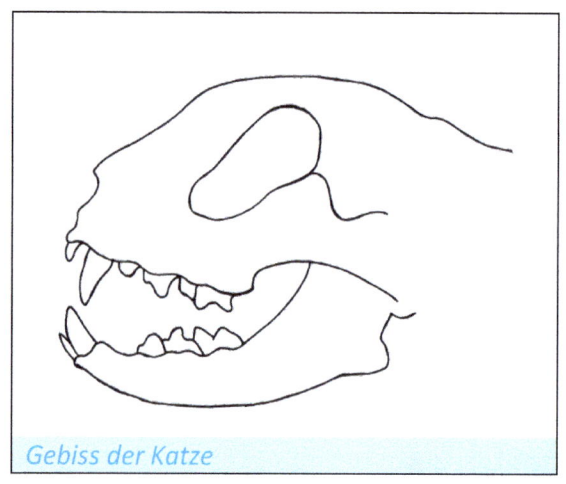
Gebiss der Katze

Die Zahnformel für Hunde:

Pro Seite Oberkiefer: 3 Schneidezähne (Incisivi), 1 Fangzahn (Caninus), 4 Backenzähne (Prämolar), 2 Backenzähne (Molar)

Pro Seite Unterkiefer: 3 Schneidezähne (Incisivi), 1 Fangzahn (Caninus), 4 Backenzähne (Prämolar), 2 Backenzähne (Molar)

Die Zahnformel für Katzen:

Pro Seite Oberkiefer: 3 Schneidezähne (Incisivi), 1 Fangzahn (Caninus), 3 Backenzähne (Prämolar), 1 Backenzahn (Molar)

Pro Seite Unterkiefer: 3 Schneidezähne (Incisivi), 1 Fangzahn (Caninus), 2 Backenzähne (Prämolar), 1 Backenzahn (Molar)

Muskulatur

Die Muskulatur wird, im Gegensatz zum Skelett, als aktiver Bewegungsapparat bezeichnet. Man unterscheidet in quergestreifte Muskulatur (Skelettmuskulatur, Herzmuskel) und glatte Muskulatur (z. B. in den inneren Organen).

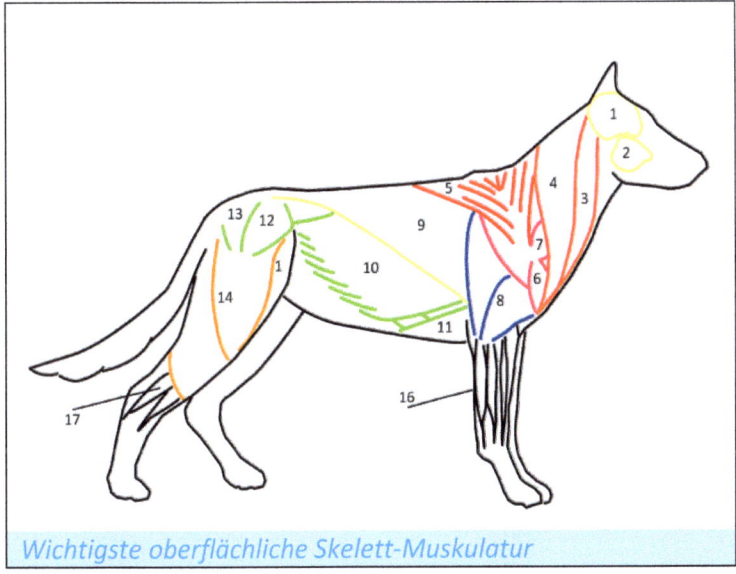

Wichtigste oberflächliche Skelett-Muskulatur

1 Schläfenmuskel
2 Kaumuskel
3 Brustbein-Kopfmuskel
4 Oberarm-Kopfmuskel
5 Kapuzenmuskel
6 Deltamuskel
7 Schulterquermuskel
8 Dreiköpfiger Oberarmmuskel
9 Breiter Rückenmuskel
10 Bauch- & Zwischenrippenmuskeln
11 Tiefer Brustmuskel

12 Mittlerer Kruppenmuskel
13 Oberflächlicher Kruppenmuskel
14 Zweiköpfiger Oberschenkelmuskel
15 Schneidemuskel
16 Beuger und Strecker Vorhand
17 Beuger und Strecker Hinterhand

Die Muskulatur des Skeletts hat unterschiedliche Aufgaben und auch entsprechende Formen. Bei der Muskulatur des Stammes handelt es sich in erster Linie um Aufrichter/Strecker, Seitbieger und Versteifer der Hals-, Brust- und Lendenwirbelsäule. Dabei erstrecken sich die einzelnen Muskelfasern über mehrere Segmente und sind kulissenartig in drei Schichten angeordnet. Diese drei Schichten bezeichnet man als oberflächliche, mittlere und tiefe Muskulatur.

An den Gliedmaßen unterstützt die Muskulatur immer entsprechend der Funktionen. Man unterscheidet Stütz-, Auffang- und Schubfunktionen.

Die Muskulatur der Vorhand ist dabei entsprechend ihrer Funktionen wesentlich schwächer als die der Hinterhand. Die Muskulatur von Unterarm bzw. Unterschenkel besteht aus Beugern und Streckern, ist sehnig durchwachsen und geht in lange Endsehnen über.
Alle Muskeln sind entweder direkt oder durch eine Sehne mit dem Knochen verbunden.

„Wie die Muskeln lernen, was sie tun sollen"
(von Ernst Hammes)

Alle Muskeln führen das aus, was ihnen die Nerven befehlen. Die Nerven geben elektrische Impulse an die Muskeln, nach denen sie sich zusammenziehen oder entspannen. Alle Impulse erfolgen nach intelligenten (siehe: Bruce Lipton, Intelligente Zellen) Entscheidungen im Nervensystem des Körpers. Die Grundlagen für die Entscheidungen sind Wahrnehmungen aus dem äußeren Lebensumfeld. Für die Aktionen nach Außen sind Wahrnehmungen von außen die Grundlage.
So lernt die Katze bestimmte Muskeltätigkeiten zum Fangen von Mäusen durch übendes Nachahmen der Tätigkeit der Mutter. Irgendwann werden die Muskeltätigkeiten zum Automatismus, den die Katze nach Hunger oder Freude am Spiel ablaufen lassen kann oder auch nicht.

Die Muskelkontraktionen für die Steuerung der Funktion der inneren Organe laufen aber ohne Entscheidung des Tieres. Deren Steuerung erfolgt nach einem inneren Lernprozess, der kurz nach der Geburt beginnt, sobald der Verdauungstrakt der Jungtiere mit Mikroben besiedelt wird. Ausführlich ist dieser Vorgang im Buch von Ernst Hammes, „EM und der Kreislauf des Lebens" (Seite 39 bis 43), beschrieben. Es ist für das Wohlbefinden der Tiere sehr wichtig, dass die passenden Mikroben im Verdauungssystem siedeln.

Innere Organe

Bei den inneren Organen teilen wir ein in
- den Respirationstrakt (zuleitende Atemwege und Lunge)
- das Herz
- das Lymphatische System (Lymphe, Lymphknoten, Milz, Thymus)
- den Verdauungstrakt (Mundhöhle, Magen, Darm) mit Leber, Galle und Bauchspeicheldrüse
- den Harnapparat (Niere, Harnleiter, Blase, Harnröhre)
- die Fortpflanzungsorgane (männliche und weibliche)

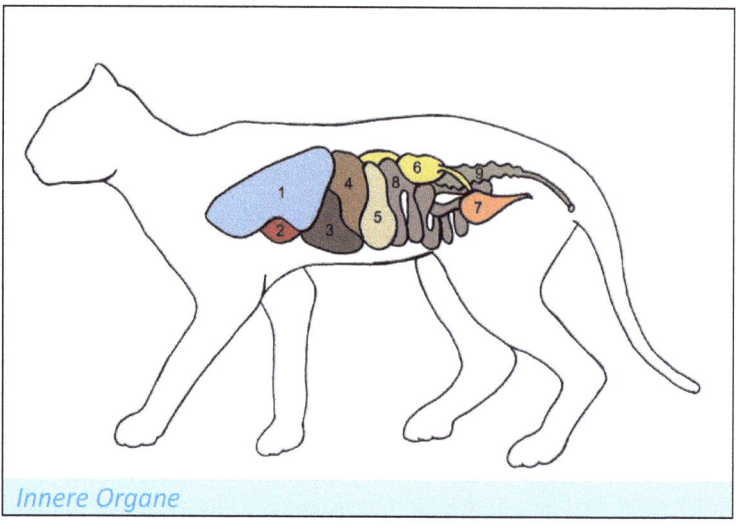
Innere Organe

1 Lunge	4 Magen	7 Harnblase
2 Herz	5 Milz	8 Dünndarm
3 Leber	6 Niere	9 Dickdarm mit Mastdarm

Zu den zuleitenden Luftwegen gehören die Nasenhöhle, der Rachen, der Kehlkopf, die Luftröhre und die Bronchien. Die Luftröhre beginnt dabei im Schlund und besteht aus Knorpelringen. Die Luft wird hinunter in die Lungen geführt, wo sie sich in die Bronchien verteilt. Von dort aus wird die Luft dann in die kleinen Lungenbläschen (Alveolen) geleitet.

Rippen und Zwerchfell begrenzen den Brustraum. Die Lunge nimmt dabei den größten Anteil des Bauchraumes ein. Das Herz sitzt in der Mitte des Brustraums in Höhe der vierten bis sechsten Rippe und berührt mit seinem tiefsten Punkt das Brustbein.

Das Herz ist in die rechte und die linke Herzhälfte aufgeteilt. Jede Seite hat einen Vorhof und eine Kammer, die jeweils durch Klappen getrennt sind. Die vordere und hintere Hohlvene münden jeweils in den rechten Vorhof und bringen sauerstoffarmes Blut. Von dort aus wird das Blut weiter in die rechte Herzkammer transportiert, die es wiederum über die Lungenarterie in die Lungen weitertransportiert.

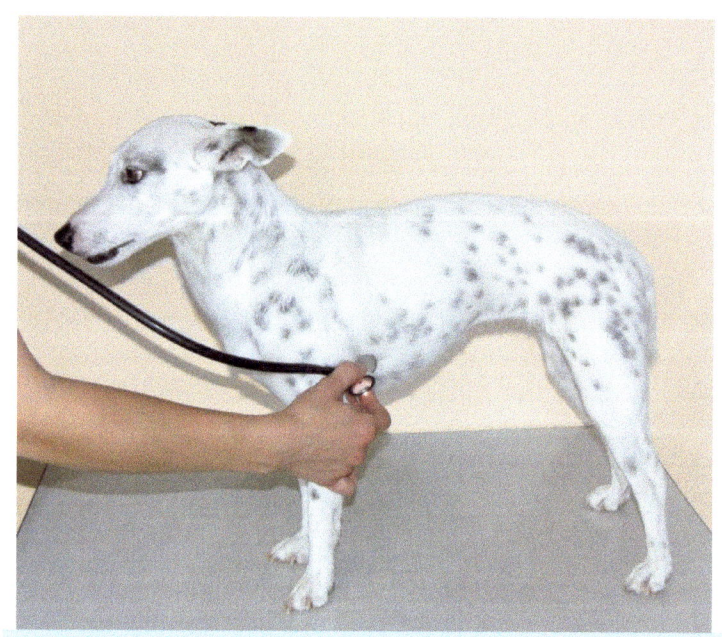
Abhören des Herzens mit dem Stethoskop

Über die Lungen fließt dann mit Sauerstoff angereichertes Blut über die Lungenvenen in den linken Vorhof und über die linke Herzkammer in die Hauptschlagader (Aorta).

Das lymphatische System besteht aus den Lymphgefäßen, dem lymphatischen Gewebe und der Lymphflüssigkeit. Neben den venösen Gefäßen ist das Gefäßsystem der Lymphe das zweite große „Drainage-System" des Körpers. An verschiedenen Stellen sind sogenannte Lymphknoten in die Lymphgefäße eingekoppelt. Diese Lymphknoten haben die Aufgabe, die Lymphe zu reinigen, Lymphozyten zu produzieren und Fremdstoffe zu beseitigen.
Die Gefäßsysteme von Blut und Lymphe bilden das Kreislaufsystem, welches sich in den großen Kreislauf (Körper-

kreislauf) und den kleinen Kreislauf (Lungenkreislauf) aufteilt.

Die Milz liegt nahe am Magen und ist eng mit dem Blut sowie dem Lymphsystem verbunden. Sie speichert Blut und Eisen, baut rote Blutkörperchen ab, speichert Blutplättchen und baut sie auch ab. Sie bildet außerdem Lymphozyten und Phagozytoseaktivitäten.
Der Thymus liegt im Brustkorb und ist ein Organ, das sich bis zur Geschlechtsreife zurückbildet und dann nur noch rückständig vorhanden ist. Auch der Thymus gehört zu den lymphatischen Organen und er spielt eine wichtige Rolle bei der Entwicklung des Immunsystems.

Der Verdauungstrakt wird in Kopfdarm, Vorderdarm, Mitteldarm und Darmanhangsdrüsen eingeteilt. Zum Kopfdarm gehören dabei die Maulhöhle mit Zunge, Speicheldrüsen, Rachen und natürlich die Zähne.
Zum Vorderdarm gehören die Speiseröhre und der Magen, der in der Bauchhöhle liegt. Mitteldarm und Dünndarm umfassen den gesamten Darmkanal bis hin zum Dickdarm mit After.

> *„Der Verdauungstrakt"*
> *(von Ernst Hammes):*
>
> *Der Verdauungstrakt ist der Ort, an dem sich der Organismus am intensivsten mit der Umwelt auseinandersetzt. Ein Fachmann kann durch den Anus oder durch den Mund (Maul) in ihn hineinschauen, ohne dass er eine Haut durchstößt. Häute trennen die Lebewesen von der Außenwelt ab. Im Verdauungssystem leben etwa zehnmal so viele Einzeller (Mikroben) wie das Lebewesen Körperzellen hat. Diese Mikroben verarbeiten die aufgenommene Nahrung so, dass sie dem Körper dienlich wird. Stirbt der Körper, bricht die Welt der Mikroben zusammen.*
> *Deswegen achten die Mikroben darauf, dass es dem Körper möglichst gut geht. Sie sind das primäre Immunsystem.*
> *Das Verdauungssystem ist mit Schleimhäuten ausgekleidet. Auf den Schleimhäuten, darin und darunter leben jeweils spezifische Mikroben, die darauf achten, dass nur Gutes in den Körper gelangt. Sie bilden praktisch einen dreifachen Biofilter.*
> *Allein aus dieser Tatsache lässt sich ableiten, dass Antibiotika nur im äußersten Notfall zur Anwendung kommen sollten.*

Durch den Brustraum verläuft außerdem die Speiseröhre, über die Nahrung in das Verdauungszentrum im Bauch geführt wird. Das Futter wird durch Muskelbewegungen von der Speiseröhre in den Magen befördert.

Dort öffnet sich der Magen (Magenpförtner = Pylorus) und schließt sich danach wieder. Im Magen befinden sich Drü-

sen, die Säure und Verdauungsenzyme produzieren. Das Futter liegt im Schnitt vier Stunden im Magen und wird dann an den Zwölffingerdarm weitergegeben.
Aus der Bauchspeicheldrüse gelangen weitere wichtige Verdauungsenzyme in den Zwölffingerdarm. Der exkretorische Drüsenabschnitt der Bauchspeicheldrüse bildet den Pankreassaft, der wichtige Enzyme für die Fett-, Eiweiß- und Kohlenhydratverdauung enthält. Der endokrine Drüsenanteil produziert durch die Langerhans'schen Inseln die Hormone Insulin und Glukagon. Über den Dickdarm wandert der Futterbrei dann weiter in Richtung Mastdarm, wo er ausgeschieden wird.

Leber und Bauchspeicheldrüse werden als Darmanhangsdrüsen bezeichnet. Sie stehen mit ihren Verdauungssekreten in einer funktionellen Verbindung zum Darm. Für den Organismus ist die Leber das zentrale Stoffwechselorgan. Als Galle bezeichnet man das Sekret der Leber, welches in der Gallenblase gespeichert wird. Der Eiweiß-, Kohlenhydrat- und Fettstoffwechsel gehört zu den Funktionen der Leber.
Außerdem hat sie eine Entgiftungs- sowie eine Speicherfunktion.

Die Nieren liegen auf beiden Seiten der Wirbelsäule, außerhalb der Bauchhöhle, zwischen Bauchfell und Bauchwand. Bei der Katze jedoch hängen beide Nieren in die Bauchhöhle. Jede Niere hat eine Nebenniere, eine Rinde und ein Nierenbecken. Von jeder Niere geht ein Harnleiter ab, durch die der Urin zur Blase fließt. Die Blase ist ein Sammelgefäß für den Urin. Die Entleerung der Blase erfolgt reflektorisch und wird willkürlich ausgelöst. Der Füllungszustand der Blase wirkt dabei als Reiz. Als letzten Abschnitt des Harnapparates dient die Harnröhre zur Ausscheidung des Urins.

Die Aufgabe des Harnapparates ist die Ausscheidung bestimmter Stoffwechselprodukte wie Harnstoff und -säure, Kreatinin sowie wasserlöslicher Stoffe (unter anderem Toxine und Medikamente).

Bei den Geschlechtsorganen unterscheidet man in äußere und innere Organe. So umfassen Hoden, Nebenhoden, Samenleiter, Prostata, Samenblasendrüse und Cowpersche Drüse die inneren Geschlechtsorgane eines männlichen Tieres. Penis und Hodensack zählen zu den äußeren.
Bei der Paarung kommt es durch Blutansammlung im Gewebe zu einer Verdickung des Schwellkörpers. Der Penis von Rüde und Kater ist zudem mit einem Penisknochen versehen, welcher die Harnröhre stützt.

Scheide, Cervix, Gebärmutter, Eileiter und Eierstöcke dagegen zählen zu den weiblichen inneren Geschlechtsorganen, Scheidenvorhof und Scham zu den Äußeren.
Eine Hündin wird innerhalb ihres ersten Lebensjahres geschlechtsreif (meist zwischen dem siebten und vierzehnten Lebensmonat). Dies macht sich durch Blutungen bemerkbar, der sogenannten Läufigkeit.
Ein Rüde ist im Durchschnitt mit ungefähr zehn Monaten geschlechtsreif. Ansonsten gilt der gleiche Zeitraum wie bei der Hündin.

Die Zeit, in der die Hündin gedeckt werden kann, nennt man „Hitze" und dauert im Schnitt zwei bis drei Wochen. Die Ovulation tritt nach dem ersten Drittel der Hitze ein. Der Zyklus der Hündin wiederholt sich in Abständen von ca. sechs bis acht Monaten. Wird eine Hündin von einem Rüden „gedeckt" und daraufhin trächtig, so dauert die Trächtigkeit etwa 63 Tage.

Die Katze bzw. der Kater dagegen erreichen die Geschlechtsreife im Durchschnitt schon zwischen dem fünften und neunten Lebensmonat. Die körperliche Entwicklung ist dagegen erst einige Monate später abgeschlossen. Je nach Rasse kann es aber auch bis zu vierzehn Monaten dauern, bis die Geschlechtsreife eintritt. Die Geschlechtsreife der weiblichen Katze erkennt man an der sogenannten „Rolligkeit". Während der Rolle sind die Katzen sehr unruhig, sie wälzen sich herum, miauen oder schreien gar. Der Zyklus wiederholt sich ca. alle vierzehn bis einundzwanzig Tage, wenn die Katze nicht gedeckt wird. Zwischen Oktober und Dezember jedoch erfolgt meist eine Ruhephase. Wird die Katze gedeckt und trächtig, beträgt die Tragzeit zwischen 62 und 67 Tagen.

Physiologische Werte

Die Pulsfrequenz des Hundes liegt im Durchschnitt bei 70 – 120 Schlägen/Minute. Bei der Katze ist sie sehr ähnlich und beträgt 80 - 120 Schläge/Minute.
Die Pulsfrequenz kann jedoch, je nach Rasse, vor allem bei Hunden sehr große Unterschiede aufweisen. Deshalb an dieser Stelle ein paar Durchschnittswerte:

- Bei kleinenHunden: 90 - 160 Schläge/min
- Bei mittleren Hunden: 80 - 130 Schläge/min
- Bei großen Hunden: 70 - 100 Schläge/min

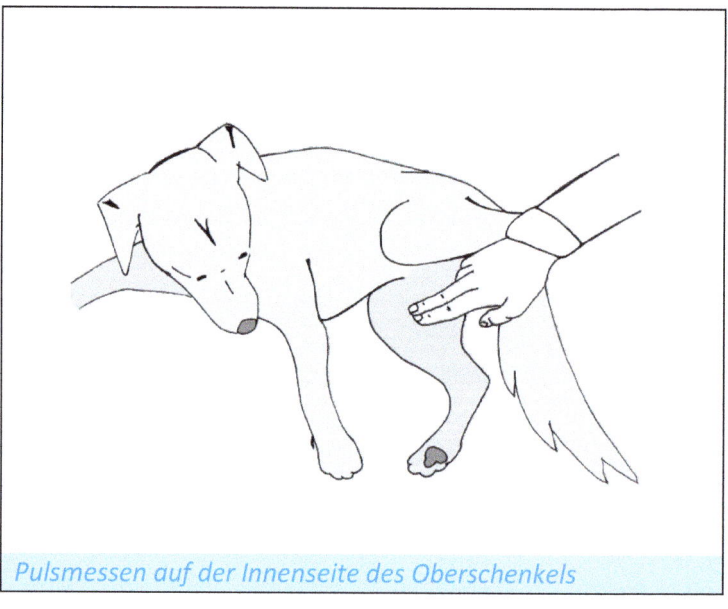

Pulsmessen auf der Innenseite des Oberschenkels

Die Körpertemperatur wird beim Tier mit einem herkömmlichen Fieberthermometer rektal gemessen. Natürlich sollte man für das Tier ein eigenes Thermometer benutzen und dieses vor dem Einführen unbedingt mit etwas Vaseline gleitfähiger machen.

Die Normaltemperatur beim Hund liegt zwischen 37,5 und 38,5 °C. Die Katze hat dagegen eine Normaltemperatur von 38 bis 39,3 °C. Bei Welpen ist die Temperatur übrigens meist etwas höher.

Die Atmung ist beim auf der Seite liegenden Tier gut sichtbar durch die Brust-Bauch-Bewegung oder kann mit der Wange vor der Nase gefühlt werden.

Die Atemfrequenz liegt im Normalfall bei (15) 20 - 30 Atemzügen pro Minute beim Hund und 20 - 40 Zügen bei der Katze.

Diese Werte stellen die wichtigsten Eckdaten dar bei der Frage, ob es sich um ein gesundes Tier handelt. Außer diesen Grundwerten gibt es aber noch andere Punkte zur Überprüfung des Gesundheitszustandes, die zur täglichen bis wöchentlichen Kontrolle gehören sollten und deren Untersuchung leicht geübt werden kann.

Ein wichtiger Faktor sind stets die Augen. Diese sollten glänzen und aufmerksam die Umwelt wahrnehmen. Zur Kontrolle der Bindehäute zieht man das untere Augenlid vorsichtig nach unten. Die Bindehäute sollten eine blassrosa Farbe haben und nicht gerötet oder entzündet sein. Auch das Weiße im Auge sollte glänzend und nicht übermäßig gerötet sein. Ist Augenausfluss vorhanden, vor allem wenn er bräunlich, grünlich oder gelblich verfärbt ist, kann dies ein Hinweis auf eine Entzündung oder Infektion des Auges sein.

Auch das Fell sollte glänzen und nicht matt oder stumpf wirken. Der Rumpf und sämtliche Knochen und Gelenke sollten regelmäßig nach Schuppen, Schorf oder Verletzungen abgesucht bzw. abgetastet werden. Die Haut kann zusätzlich auf Spuren von Flöhen bzw. Flohkot untersucht werden. Dies zeigt sich häufig durch schwarze Schuppen oder Flecken auf der Haut.

Die Ohren sollten stets sauber und (je nach Rasse und Hautfärbung) hellrosa sein. Man achtet bei der Untersuchung der Ohrmuschel auf Ablagerungen, Verfärbungen oder auffälligen Geruch. Findet man dunkelbraunes/dunkelrotes Ohrenschmalz vor, kann dies auf Ohrmilben oder eine Entzündung hindeuten.

Auch Zähne und Zahnfleisch sollten regelmäßig kontrolliert werden. Probleme in diesem Bereich können schwere Folgeerkrankungen nach sich ziehen. Für eine Untersuchung öffnet man das Maul des Tieres mit beiden Händen und untersucht die Zähne auf Zahnstein, Karies oder abgebrochene Ecken. Das Zahnfleisch, welches blassrosa sein sollte, kontrolliert man am besten durch leichten Druck mit dem Finger über einem Oberkieferzahn. Wenn man den Finger wegnimmt, sollte sich der weiße Fingerabdruck gleich wieder rosa färben. Es sollte außerdem auf Entzündungen des Zahnfleisches geachtet werden.

Das gesamte Tier kann außerdem täglich auf ungewöhnliche Beulen, Knoten oder andere Auffälligkeiten hin abgesucht werden. Mit den Händen und Fingerspitzen kann man dies ganz einfach kontrollieren.

Die Krallen des Hundes sollten nicht zu lang werden und müssen bei Bedarf gekürzt werden. Die Ballen werden auf Risse oder Schnittverletzungen hin überprüft. Katzen sollten auch Wetzmöglichkeiten für ihre Krallen haben.

Auch der „Intimbereich" muss immer wieder auf Verunreinigungen, Entzündungen oder sonstige Auffälligkeiten hin untersucht werden.

3. Was sind Effektive Mikroorganismen?

Ich möchte das Thema in diesem Buch schon relativ früh aufgreifen und erklären, denn der Begriff wird Ihnen im Laufe des Buches von nun an immer wieder begegnen. Von Homöopathie und Heilkräutern haben mittlerweile die meisten von uns schon gehört (trotzdem werden die Begriffe später im Buch auch noch kurz erläutert). Nicht jedem sind jedoch die Effektiven Mikroorganismen sofort ein Begriff. Damit es hier nicht zu Missverständnissen kommt, möchte ich also an dieser Stelle eine Erklärung liefern.

Effektive Mikroorganismen (abgekürzt EM) wurden von dem japanischen Agrarwissenschaftler Prof. Dr. Teruo Higa entdeckt. Seit den 80iger Jahren finden sie jedoch auch international Verwendung.

Effektive Mikroorganismen in Form von sogenannten EM-Grundmischungen sind eine braune, aromatisch riechende und schmeckende Flüssigkeit. Diese besteht vor allem aus Milchsäure- und Photosynthesebakterien und fermentaktive Pilzen. Wenn eine Mikrobenmischung aus natürlich vorkommenden Mikroorganismen mit organischem Material zusammengebracht wird, dann produzieren sie eine Fülle nützlicher Substanzen. Diese Substanzen sind zum Beispiel Vitamine, organische Säuren, mineralische Chelatverbindungen sowie unterschiedliche Antioxidantien.

Die Symbiose der Mikroorganismen erzeugt starke erneuerbare Kräfte. In unterschiedlichen Milieus entwickeln sie dann überraschende Wirkungen, die in der heutigen EM-

Technologie zur praktischen Anwendung gebracht werden können.
Ursprünglicher Einsatz: Bodenverbesserungsmittel in Landwirtschaft und Gartenbau.
Heutiger Einsatz: weltweit in vielen Bereichen von Landwirtschaft, Umwelt, Gesundheit und Industrie.

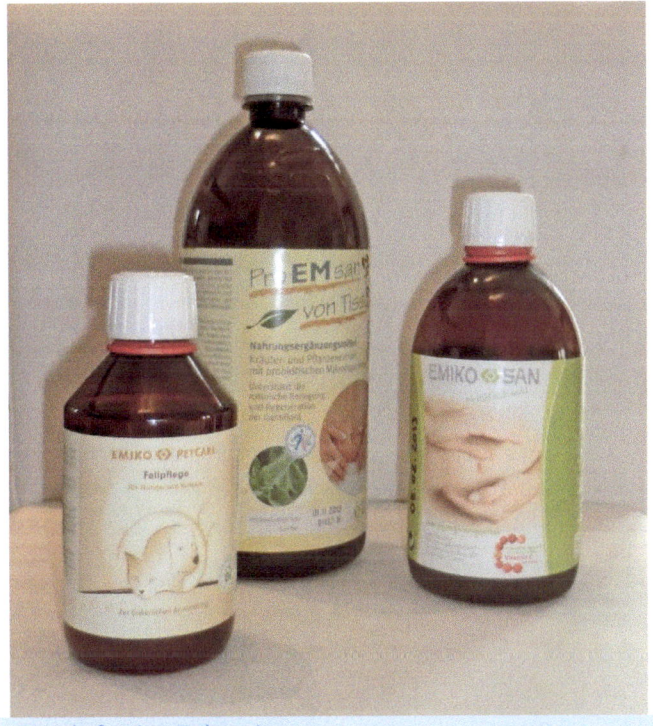
EM als fertige Zubereitung

Mit EM fermentierte organische Materialien tragen auch als Futterzusatz zur Tiergesundheit bei. Organische Abfälle werden durch Fermentation mit EM wieder in „Wertstoffe" umgewandelt (anstatt zur Fäulnis), so zum Beispiel tierische Abfälle, Hausmüll, Kompost und Abwässer. Bei diesem Prozess werden sogar unangenehme und/oder schädliche Gerüche zurückgedrängt.

In Gewässern beschleunigen die Effektiven Mikroorganismen den Abbau von abgestorbenen organischen Materialien in Sedimenten („Bodensatz") und verbessern somit die Wasserqualität.

Welche Arten von EM gibt es?

EM-Grundlösung:

Effektive-Mikroorganismen-Urlösung, ist ein flüssiges Multi-Mikroben-Präparat und ein Hilfsmittel zur Verlebendigung des Bodens.
Es handelt sich um eine Mischkultur von nützlichen, effektiven, für Mensch, Tier, Pflanze und Umwelt völlig unschädlichen Mikroorganismen, die sich weltweit in natürlicher Umgebung, nachweisen lassen.

EMa (= EM aktiviert):

Wird aus EM1 + Zuckerrohrmelasse + Wasser hergestellt. EMa kann selbst hergestellt werden und ist anzuwenden wie das Ursprungspräparat EM. Die Mikroben sind dabei sehr aktiv und verbrauchen mehr Energie, als in der EM-Grundlösung. Dadurch ist es etwas weniger lange haltbar.

EM-Keramik-Pipes:

Den gebrannten Ton gibt es in Form von unterschiedlichen „Pipes". Durch ihre Form garantieren sie den größtmöglichen Wasserkontakt.

Futter- Bokashi (jap. „Allerlei"):

Im Unterschied zu unserem Kompost wird Bokashi anaerob fermentiert. So ist garantiert, dass viele Inhaltsstoffe erhalten bleiben und sich die Bakterien (wenn warm gehalten) vermehren können. Es handelt sich um fermentiertes, organisches Material, wobei sich die Milchsäurebakterien und andere Mikroben vermehren.
Bokashi ist weitgehend vergleichbar mit Silagefutter in der Landwirtschaft oder auch sauer eingelegtem Gemüse, wie z.B. Sauerkraut.

Trinkwasser kann optimiert werden, indem in Keramik gebrannte EM (EM-Pipes in verschiedenen Größen) in die Wassernäpfe unserer Haustiere bzw. Tränke von Pferden gelegt werden. Dies kann sich positiv auswirken, da Wasser während des langen Transportweges vom Wasserwerk in die Haushalte an positiver Energie verliert, weil sich die natürliche Form der zusammen hängenden Wassermoleküle ändert. Durch EM wird die ursprüngliche Kettenform der Moleküle im Wasser wieder hergestellt und somit für die Körperzellen nutzbar gemacht.

Was bewirken Effektive Mikroorganismen im Körper unserer Tiere?

Werden die Mikroorganismen und die von ihnen gebildeten Stoffe in den dafür vorgesehenen „Varianten" eingenommen, so wirken sie im Körper sehr vielfältig. Die körpereigene Abwehr wird angeregt und die Darmflora wird so weit stabilisiert, dass sie viele Vitamine, Enzyme und andere antioxidative Substanzen produziert. Die antioxidative Wirkung beruht darauf, dass die EM dem Körper für seine komplexen Stoffwechselvorgänge Elektronen zur Verfügung stellen und dadurch freie Radikale gebunden werden können. Freie Radikale greifen in zu hohen Konzentrationen wichtige Proteine des Stoffwechsels und die Zellmembranen an.

Am Ende des Buches wurde übrigens auch eine Art kleines „Lexikon" zusammengestellt, in dem nochmal die wichtigsten Begrifflichkeiten zum Thema EM nachgeschlagen werden können.

4. Gesundheit beginnt mit artgerechter Fütterung

Grundsätzliches

Einer der wesentlichen Bausteine für die Gesundheit unserer Haustiere ist die artgerechte Fütterung. Stimmt das Nahrungsangebot nicht, kann es schnell zu daraus resultierenden Erkrankungen kommen. Dabei kann es sich um Allergien, Ekzeme, Magenschleimhautentzündung, Nierenerkrankungen, Durchfälle und Erbrechen handeln. Aber auch Verhaltensauffälligkeiten wie Hyperaktivität oder Aggressivität können durch falsche Fütterung ausgelöst werden.
Um artgerecht zu füttern, muss man sich zunächst die ursprünglichen Nahrungsquellen der wilden Vorfahren von Hund und Katze anschauen. Sowohl Hunde, als auch Katzen sind in erster Linie Fleischfresser, und ihr Verdauungssystem ist genau auf diese Nahrungsquelle eingestellt.
Pflanzliche Bestandteile werden hauptsächlich über den Mageninhalt von Beutetieren aufgenommen. Also sollten im Normalfall Eiweiße in Form von Fleisch bei der Fütterung die vorrangige Stellung einnehmen, dann erst folgen Gemüse/Obst, Kohlenhydrate und Fette.

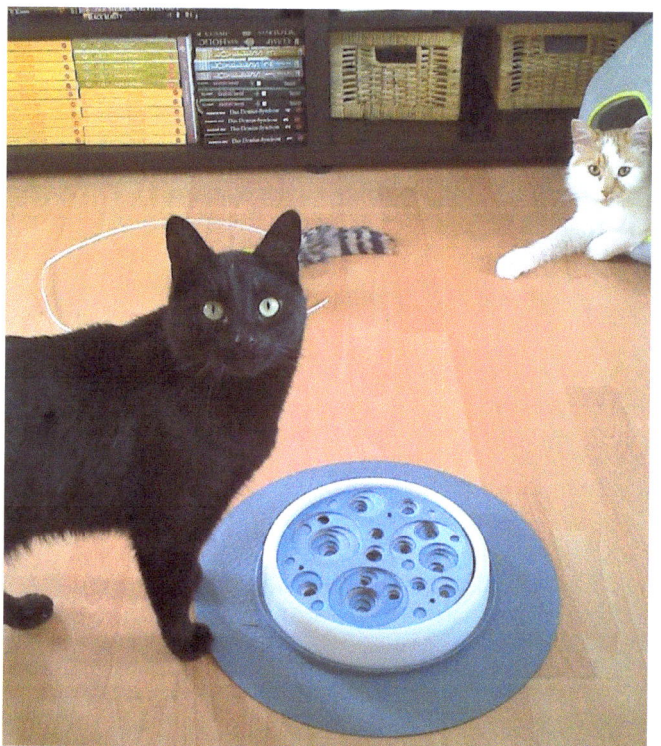
Fressen als Beschäftigung mit Futterspielen

Heutzutage gibt es ein fast schon unüberschaubares Angebot an Fertigfuttermitteln in den unterschiedlichsten Preisklassen. Doch gerade an Fertigfutter sollten Sie hohe Ansprüche stellen, wenn Sie den Bedürfnissen von Hunden und Katzen wirklich gerecht werden wollen. Oft sind jedoch bei industriell gefertigten Futtermitteln die Anteile an hochwertigem Fleisch zu gering und die Kohlenhydrate in Form von Getreide viel zu hoch. Auch werden häufig künstliche Zusatzstoffe verwendet, die meist die Hauptursache für z.B. Allergien sind.

Praxisfall „Allergie beim Hund":

Ein einjähriger Hund, männlich-kastriert, Mischling, wurde in der Tierheilpraxis vorgestellt. Er verweigerte immer wieder das Futter, obwohl die Besitzer schon etliche Sorten ausprobiert hatten.
Hinzu kam morgendliches Erbrechen. Außerdem litt der Hund unter immer wiederkehrenden Ohrenentzündungen, die zur regelrechten Qual für das Tier wurden. Nach einem Allergietest mittels Bioresonanzanalyse stellten sich dann diverse Futtermittelallergien heraus, darunter auch solche auf viele Fleisch- und Getreidesorten. Die Besitzer bekamen Futterpläne für eigene Rationen zum Selbstkochen. Dabei wurde zunächst auf die im Test angezeigten Futtermittel verzichtet. Zusätzlich wurde homöopathisch über Leber, Niere und Schleimhaut ausgeleitet. Nach einem Jahr war der Hund beschwerdefrei und kann mittlerweile auch die im Test angezeigten Futtermittel wieder fressen.

Möchte man dennoch aus praktischen oder zeitlichen Gründen auf Fertigprodukte zurückgreifen, so sollte man einige Dinge beachten (siehe nächste Seite).

Checkliste für gutes Fertigfutter

Fertigfutter muss also gewissen Ansprüchen gerecht werden und sollte letztlich so artgerecht wie eben möglich sein. Als kleine Hilfe soll dazu die folgende Checkliste dienen, um Fertigfutter besser einschätzen zu können:

- ✓ hoher Anteil an Fleisch in Lebensmittelqualität
- ✓ keine sogenannten „Nebenerzeugnisse" aus pflanzlichen, tierischen oder sonstigen Bestandteilen (diese könnten sich aus Abfällen zusammensetzen)
- ✓ Fleisch- und Getreidequellen sollten genau deklariert sein
- ✓ möglichst natürliche Konservierung
- ✓ kein Zusatz von Zucker oder Salz
- ✓ möglichst kein Weizen, Mais oder Soja, da diese schnell zu Allergien führen können (bei Katzen darf der Getreideanteil generell nur minimal sein)
- ✓ kein zugesetztes Vitamin K3

Bei Trockenfutter (für Hunde):
- ✓ Rohprotein < 27%
- ✓ Rohfaser < 3%
- ✓ Rohasche < 10%
- ✓ Rohfett > 5% und < 15%

Wählt man ein Trockenfutter, sollte beachtet werden, dass dieses meist im Magen noch aufquillt. Deshalb empfiehlt sich eine aufgeteilte Fütterung über 2-3 Portionen täglich. Zudem kann dem Futter vor der Verfütterung zusätzlich Wasser beigegeben werden.

Besonders sollte man darauf achten, dass der Energiegehalt der Gesamtfuttermenge den täglichen Bedarf nicht über- oder unterschreitet. Dies gilt auch für den Gehalt an Rohfett. Gewichtsprobleme, übermäßige Aktivität und andere Symptome können sich sonst einstellen.

Mengenangaben auf den Verpackungen stellen übrigens lediglich Richtlinien bzw. Durchschnittswerte dar. Die Menge muss auf jeden Fall dem Bedarf des jeweiligen Hundes bzw. der jeweiligen Katze angepasst werden (z.b. brauchen ältere, ruhigere Tiere im Normalfall weniger als jüngere, aktivere).

Daneben gibt es noch einige andere grundsätzliche Richtlinien für eine gesunde Fütterung und Pflege. An erster Stelle steht natürlich eine ausreichende Versorgung mit frischem und sauberem Wasser.
Vor allem Katzen trinken oft zu wenig. Hier kann man versuchen, mehrere Wasserquellen im Haus oder im Garten aufzustellen, oder auch auf sogenannte Trinkbrunnen zurückgreifen. Es gibt immer wieder Tiere, die bevorzugt von fließendem Wasser trinken.

„Ein paar Gedanken zu Wasser"
(von Ernst Hammes):

Je nach Alter bestehen Menschen und Tiere zu 70 % bis 90 % aus Wasser. Wasser ist damit das wichtigste Lebensmittel.
Wasser transportiert alle für das Leben wichtigen Stoffe im Körper zu den Zellen, dort hinein und wieder heraus. Heil-

> wässer haben eine Heilkraft, weil sie besonders fein strukturiert sind und einfach durch die Zellmembran wandern können. Damit stützen die Wassermoleküle den Zellstoffwechsel. Unser normales Leitungswasser ist nicht so fein strukturiert und kann deswegen den Zellstoffwechsel nicht optimal unterstützen. Offen fließendes Wasser, auch Regenwasser in einer Pfütze, ist im Regelfall einem Heilwasser ähnlicher. Deswegen bevorzugen viele Tiere solches Wasser, auch wenn es uns nicht so hygienisch erscheint.

Das Futter sollte immer gut temperiert sein. Das heißt, es sollte weder stark erhitzt sein noch direkt aus dem Kühlschrank kommen. Ideal ist Zimmertemperatur.

Vor allem bei Hunden sollte darauf geachtet werden, nicht vor oder während intensiver Arbeit zu füttern. Auch direkt nach körperlicher Anstrengung sollte es nicht direkt Futter geben, da dies sonst auch zu starken Magenproblemen führen kann.

Eine sehr einseitige Fütterung ist zu vermeiden. Erst durch Abwechslung kommt es zu einer umfangreichen Versorgung mit allen wichtigen Nährstoffen. Außerdem schmeckt es einfach besser, wenn nicht jeden Tag das Gleiche in den Napf kommt. Wir essen schließlich auch nicht jeden einzelnen Tag des Jahres „Spaghetti Bolognese". Eine plötzliche Futterumstellung zwischen verschiedenen Marken oder von Fertigfutter zu frischem Futter sollte jedoch vermieden werden.
Jede Änderung im Futterangebot sollte langsam vollzogen werden. Man kann bis zu einer Woche kleinere Mengen

einer neuen Futtersorte dazugeben, bis sich der Verdauungstrakt des Tieres daran gewöhnt hat.

Für eine gut funktionierende Verdauung ist zudem regelmäßige Bewegung unerlässlich. Auch eine möglichst regelmäßige Fütterung zu bestimmten Zeiten kann sinnvoll sein. Durch das Wissen auf das bevorstehende Futter werden schon Verdauungsvorgänge aktiviert, wie es sonst bei der Jagd der Fall wäre. Dies ist ein wichtiger Vorgang und verhilft zu einer besseren Verdauung der Futtermittel.

Fütterungsmöglichkeiten

Bei der Fütterung von Hunden und Katzen gibt es verschiedene Möglichkeiten, die man als Tierbesitzer umsetzen kann.

Zum einen gibt es das schon besprochene Fertigfutter. Dieses kann ein Trockenfutter oder auch ein Feuchtfutter sein (meist in Dosen).
Die Vorteile dieser Fütterungsvariante, sofern man die Kriterien für ein gutes Fertigfutter beachtet, sind offensichtlich: Es ist „bequem", einfach und der tägliche Bedarf des Tieres wird im Idealfall schnell gedeckt. Ein Nachteil ist der „Fast-Food"-Charakter dieser Futtermittel. Es werden häufig Farb-, Lock-, Duft-, Füll- und diverse andere Zusatzstoffe verwendet, und Vitamine sowie Mineralien sind meist synthetischer Herkunft. Auch der Fleischanteil ist, wie schon angemerkt, oft viel zu gering. Nehmen Sie sich deshalb die Checkliste für gutes Fertigfutter zu Ihrem Einkauf mit und vergleichen Sie die Angaben zu den Inhaltsstoffen der ein-

zelnen Futtersorten damit. Denn nur die Deklaration auf der Rückseite der Verpackung ist wirklich aussagekräftig, nicht die „Versprechungen" der Futtermittelhersteller auf der Vorderseite.
Jeder gut sortierte Tierfachhandel führt auch einige geeignete Marken. Außerdem kann man auch im Internet recherchieren und sich viele Fertigfuttersorten sogar direkt nach Hause liefern lassen.
Eine andere Möglichkeit ist, Futterrationen selbst zusammenzustellen. Dabei werden frische Zutaten selbst gemischt. Diese können mit oder ohne Getreideanteil sein, gekocht oder teilweise auch roh gegeben werden. Hier ist der Vorteil, dass wir sehr nah an die ursprüngliche Futteraufnahme der Tiere herankommen, die Zutaten sind alle frisch und die Fresszeit verlängert sich. Die Gefahr von allergischen Reaktionen wird stark gemindert. Der Nachteil ist der Zeitaufwand, der natürlich im Vergleich zum Fertigfutter höher ist. Auch muss eine ausreichende Versorgung mit allen wichtigen Vitaminen, Mineralien etc. gewährleistet sein, damit es nicht zu Mangelerscheinungen kommt.

Eine Alternative zwischen den beiden genannten Varianten kann die Komponentenfütterung sein. Hier gibt man zum Teil ein hochwertiges Fertigfutter und zum Teil stellt man Rationen selbst zusammen.

Fütterung aus der mikrobiellen Sicht

Im Verdauungssystem leben zehnmal mehr Mikroben, als ein Lebewesen Körperzellen hat. Sie sorgen dafür, dass nichts Falsches in das Lebewesen hineinkommt, und sie bilden den primären Teil des Immunsystems. Dieser muss ständig, wie ein Virenschutzprogramm beim Computer, auf dem neuesten Stand gehalten werden. Dieses permanente Update kann nur aus der Umwelt kommen. Die Wildtiere bekommen dieses Update dadurch, dass sie die Eingeweide ihrer Beutetiere aufnehmen. Über deren Verdauungsmikroben wird das eigene Immunsystem jeweils neu informiert.

Geben wir unseren Tieren Fertignahrung oder nur gekochtes Futter, fehlt das permanente mikrobielle Update. Beim Kochen, unter Umständen mit Konservierungsmitteln, sollen die Mikroben im Futter weitgehend reduziert werden, weil deren Lebendigkeit im Futter dieses schneller verderben ließe. Somit fehlt bei allen Konserven und Trockenfuttern eine wesentliche Komponente, die die Natur zur Aufrechterhaltung und Aktualisierung des Immunsystems vorgesehen hat.

Die meisten EM-Anbieter haben spezielle Tierfutter im Angebot. Es sind mit den Effektiven Mikroorganismen fermentiere Kleie, Getreide und Kräuter. Darin befinden sich auch nach Abschluss der Fermentation eine große Zahl lebender Mikroben, die die das Milieu im Verdauungstrakt immer wieder neu formieren.

„Mikrobiell optimiertes Futter selbst gemacht"

Der Heilpraktiker (für Menschen) Rolf Heitmüller ist ein engagierter Züchter von Eurasiern. Er hat seine eigene Methode für mikrobiell optimiertes Futter entwickelt. Rindergehacktes versetzt er mit EM, knetet es intensiv durch und trocknet es portionsweise in einem Brutapparat bei 35 Grad innerhalb von 2 Tagen. Er nutzt dazu Stücke von Suppenfleisch (Rippe vom Rind), die er über einen halben Tag in EM gelagert hat und die nun auch trocknen. Damit bekommen die Tiere Fleischstücke in höchster mikrobieller Güte, an denen sie lange zu kauen haben.

Dieses „Trockenfutter" ist sehr lange haltbar, wenn man es luftig in einem Baumwollsäckchen (wie früher im „Schinkenbeutel") oder in einem offenen Körbchen lagert. Bereitet man das Futter selbst zu, kann man alle Qualitätskriterien verwirklichen, die man als wichtig empfindet.

Man braucht nicht unbedingt einen Brutapparat für die Trocknung.

Stellt man den Backofen auf knapp 50 Grad ein, lässt sich der Trocknungseffekt auch ohne Spezialapparatur erreichen.

Geeignete Futtermittel für eigene Rationen

Für die Zusammenstellung geeigneter Rationen muss man wissen, welche Futtermittel für Hunde und Katzen in Frage kommen. In den folgenden Tabellen werden alle wichtigen Komponenten und entsprechende Beispiele für Futtermittel aufgeführt. Roh gefüttert werden können Rind, Lamm und deren Innereien. Gekocht werden sollten Fisch, Geflügel und Wild. Schweinefleisch ist weniger geeignet und darf auf keinen Fall roh verfüttert werden. Es kann den Aujeszky-Virus enthalten, der zu den anzeigepflichtigen Tierseuchen gehört. Kohlenhydratkomponenten sollten immer gekocht oder aufgeschlossen (gepoppt, geflockt, gequollen etc.) gefüttert werden, da sie sonst nicht verdaut werden können. Obst und Gemüse kann meist auch roh gegeben werden.

Hund

Proteine:
Huhn / Pute / Lamm / Fisch / Wild / Rind / Innereien (z.B. Herz, Lunge, Leber, Pansen) / Quark / Hüttenkäse / Joghurt / Eigelb

Kohlenhydrate (gekocht, geflockt, gemahlen und gequollen):
Reis / Haferflocken / Kartoffeln / Hirse / Dinkel / Amaranth / Gerste / Roggen

Mineralien und Vitamine:
Knochen(-mehl) / Calciumcitrat / Bierhefe / Karotten / Zucchini / Rote Paprika / Salat / Äpfel / Banane / Birne / diverse Kräuter

Fette:
Leinöl / Distelöl / Nachtkerzenöl / Lachsöl / Hühnerfett / (Halbfett-) Margarine

Katze

Proteine (roh oder gekocht):
Pute / Lamm / Kaninchen / Wild / Fisch (Lachs, Hering Makrelen), 1 x pro Woche Innereien (Lunge, Hühnermägen) / Quark / Eigelb

Mineralien und Vitamine:
Calciumcitrat / Taurin / Vitaminvormischung / Bierhefe / Karotten / Spinat / Zucchini / Sprossen

Fette:
Schmalz / Fischöl / Leinöl

Kohlenhydrate (gekocht, geflockt, gemahlen und gequollen), jedoch nur in kleinen Mengen:
Reis / Kartoffeln / Haferflocken

> ***Achtung***: *Eine Überdosierung von Vitamin A (z.B. in Leber) kann bei Katzen zu Vergiftungserscheinungen führen.*

Um eine solche Rationsplanung besser zu verdeutlichen, zeigen wir an dieser Stelle einige Beispielrationen auf. Die Futterrationen sind für einen Hund von 15 kg Lebendgewicht und eine Katze von 4 kg Lebendgewicht berechnet worden und lassen sich natürlich auch auf andere Gewichte umrechnen. Das bedeutet jedoch nicht, dass Sie nun bei jeder Mahlzeit für Ihr Tier bis aufs Gramm genau abwiegen müssen. In der Natur wiegt sich der Wolf oder die Raubkatze die Beute schließlich auch nicht vorher ab und kontrolliert die Inhaltsstoffe.
Letztendlich macht die tägliche Abwechslung der Zutaten die Fütterung ausgewogen.
Die Rationspläne sollen Ihnen aber helfen, den Bedarf besser einschätzen zu lernen und somit auch Mangelerscheinungen vorzubeugen.

Die Mengen der Tagesrationen richten sich dabei nach den Bedarfswerten der Tiere. Diese wiederum richten sich nach Alter, Gewicht und Aktivität des jeweiligen Hundes bzw. der jeweiligen Katze.

Tagesration 1 – Hund	Tagesration 2 – Hund
Rind, Hackfleisch, 250g	Lamm, Muskelfleisch, 200g
Vollkornhaferflocken, 120g	Innereien, 70g
Magerquark, 1-2 EL	Hirseflocken, 50g
Zucchini, 50g	Karotten, 50g
Rapsöl, 3g	Leinöl, 3g
Calciumcitrat	Calciumcitrat
Als Ergänzung evtl. 1 TL Bokashi	Als Ergänzung evtl. 1 TL Bokashi

Tagesration 1 – Katze	Tagesration 2 – Katze
Huhn, Muskelfleisch, 100g	Rind, Muskelfleisch, 150g
Huhn, Innereien, 25g	Joghurt, 1 EL
Karotte, 1-2 EL	Zucchini, 1-2 EL
Schmalz, 1 TL	Schmalz, 1 TL
Calciumcitrat	Calciumcitrat
Taurin (2g pro kg Fleisch in der Ration)	Taurin (2g pro kg Fleisch in der Ration)
Als Ergänzung evtl. 1 TL Bokashi	Als Ergänzung evtl. 1 TL Bokashi

Diese Beispiele für Tagesrationen können natürlich auch mit einem geeigneten Fertigfutter kombiniert werden. Idealerweise wählt man dazu ein Feuchtfutter oder ein Reinfleisch in Dosen. Man ersetzt entsprechend einen Teil der eigenen Ration durch das Fertigfutter.

> *Anmerkung:*
>
> *Oft wird vermutet, dass das Selbstkochen nicht nur mehr Zeitaufwand bedeutet, sondern auch viel teurer ist. Dies muss aber nicht sein. Vergleichen Sie ruhig einmal die Kosten für ein hochwertiges Fertigfutter mit den Kosten der einzelnen Zutaten im Einkauf. Sie werden feststellen, dass sich da keine großen Unterschiede ergeben. Wer nicht immer frisch einkaufen kann, der kann es auch mit Reinfleisch in Dosen oder Tiefkühlware (sog. „Frostfutter") als Alternativen versuchen.*

Beispiel: Wochenfutterplan Hund

Mengen richten sich nach Größe, Gewicht, Alter und Aktivität des Hundes. Gefüttert werden 2-3 Portionen pro Tag.

Wochentag	Proteine	Kohlenhydrate, Rohfasern, Mineralien, Öle/Fette
Montag	Innereien (Rind, Geflügel, etc.), Muskelfleisch	Getreide, Obst, Pflanzenöl
Dienstag	Muskelfleisch, Herz	Gemüse, Kräuter, Mineralfutter oder Calcium
Mittwoch	Hühnerhälse, evtl. Hüttenkäse	Getreide, Kräuter, Pflanzenöl
Donnerstag	Muskelfleisch, Leber	Gemüse, Kräuter, Mineralfutter od. Calcium
Freitag	Fisch, Joghurt oder Hüttenkäse	Getreide, Obst, Bierhefe
Samstag	Pansen	Gemüse, Kräuter, Pflanzenöl, Mineralfutter od. Calcium
Sonntag	Muskelfleisch	Quark, Getreide, Gemüse, Mineralfutter od. Calcium

Getrocknete Kauartikel wie z.B. Sehnen, Ziemer, Pansen, Ohren etc. sind eine gesunde Beschäftigung und können gerne als Abwechslung in den Futterplan mit einbezogen werden.

Beispiel: Wochenfutterplan Katze

Mengen richten sich nach Größe, Gewicht, Alter und Aktivität der Katze. Gefüttert werden 2-3 Portionen pro Tag.

Wochentag	Proteine	Kohlenhydrate, Rohfasern, Mineralien, Öle/Fette
Montag	Muskelfleisch, Hühnerhälse	Sprossen, Taurin, Mineralfutter od. Calcium
Dienstag	Muskelfleisch, Innereien (in kleinen Mengen)	Gemüse, Kräuter, Mineralfutter od. Calcium, Pflanzenöl
Mittwoch	Fisch	Getreide (in kleinen Mengen), Vitaminvormischung, Taurin
Donnerstag	Muskelfleisch, Quark	Gemüse, Mineralfutter od. Calcium, Taurin
Freitag	Muskelfleisch, Herz	Gemüse, Schmalz, Taurin
Samstag	Hühnerhälse, Eigelb	Getreide (in kleinen Mengen), Bierhefe, Taurin
Sonntag	Muskelfleisch	Gemüse, Mineralfutter od. Calcium, Pflanzenöl

Bokashi für Katzen und Hunde

1. Fleisch-Bokashi

1 kg Gehacktes (nur Rind), 1 Ei, mit 50 ml EM oder EMa so besprühen, dass alle Teile etwas abbekommen, gut verkneten, daraus kleine Würstchen formen (wie Chevapcici), und mindestens 12 Stunden bei 50 Grad im Umluftherd trocknen (einfacher geht es im Dörrex oder einem Brutapparat). Je dünner die „Würstchen", desto schneller die Trocknung.

Fleisch-Bokashi immer möglichst luftig und kühl lagern. Sie werden Erfahrungen machen und erleben, dass gut getrocknetes Bokashi so haltbar ist wie eine gute Dauerwurst, wie sie früher die Bauern hergestellt haben. Für die Tiere ist das ein ideales „Leckerli", dass sie bis zu dreimal am Tag bekommen können.

2. Getreidebokashi

1 kg Weizen oder Dinkelkleie mit 2 Esslöffel Lebertran und 30 bis 50 ml EM oder EMa verkneten, in luftdichte Beutel füllen und gut zusammenpressen.

Verschlossen sechs Wochen bei mindestens Zimmertemperatur lagern. Danach ist alles gut durchgegoren. Man gibt etwa einen gehäuften Teelöffel pro 10 kg Gewicht des Hundes oder einen halben gestrichenen Teelöffel pro Katze über das tägliche Futter.

5. Das Immunsystem und der Darm

Die Verdauung wird vom Kopfdarm bis zum Enddarm von vielen Millionen Nervenzellen gesteuert. Dabei handelt es sich um ein autonomes Nervensystem, welches dem Zentralen Nervensystem (ZNS) ähnelt. Manche bezeichnen dieses Nervensystem auch als „Bauchhirn". Nahrung wird darüber analysiert, der Transport des Futters angeregt, die Verdauungssekrete und die Hormone werden kontrolliert, schädliche Bakterien abgewehrt, erwünschte Mikroben gefördert und es können Alarmsignale an das Gehirn geschickt werden.

Die Nervenzellen des Bauchhirns können jedoch auch über bestimmte Faktoren gestört werden. Solche Faktoren sind zum Beispiel falsche Fütterung, Mangel an lebenden, erwünschten Mikroben, Stress, mangelnder Auslauf und Bewegung, etc. Diese Störungen sind dann oft die Ursache für Erkrankungen des Magen-Darm-Traktes und aller möglichen Folgeerkrankungen.

> *„Stress ist die Ursache für viele Krankheiten"*
> *(von Ernst Hammes):*
>
> *Stress verursacht die Ausschüttung des Hormons Adrenalin. Dieses macht den Körper zur Flucht oder zum Kampf bereit, indem es eine Reduzierung der Versorgung des Verdauungssystems und des Gehirns mit Sauerstoff auf ein Minimum bewirkt, sodass die Muskeln maximal mit Sauerstoff versorgt werden können. Denn nur Muskeltätigkeit hilft,*

eine gefährliche Situation zu bewältigen – ein altes archaisches Grundmuster.

Verdauen oder Denken kann der Körper wieder nach Bewältigung der gefährlichen Situation. Die mangelnde Sauerstoffversorgung des Dünndarms führt jedoch dazu, dass Kohlenhydrate, Fett und Eiweiß dort nicht resorbiert werden.

Diese Nahrungskomponenten wandern weiter in den Dickdarm. Dort siedeln sich Clostridien an, normalerweise 100 bis 1000 je ml Darminhalt, eine sinnvolle Anzahl. Gelangen nun zu viele leicht verdauliche Nährstoffe zu diesen Clostridien, vermehren diese sich auf eine unerwünscht hohe Anzahl. Einige dieser Clostridien scheiden als Stoffwechselprodukt und Nervengift Botulin aus, bekannt aus der Kosmetik, wo es als „Botox" benutzt wird, um die unwillkürliche Muskulatur zu lähmen und die verkrampften Muskeln, die z. B. Fältchen festhalten, zu entspannen.

Entwickeln sich zu viele Clostridien im Dickdarm, gelangt deren Botulin in den Körper und lähmt überall die unwillkürliche Muskulatur: am Herzen, am Darm und allen inneren Organen. Hält der Stress über längere Zeit an, ist immer mit schwerwiegenden Organschädigungen zu rechnen. Als Hinweis zur Wahrheit dieser These möge der plötzliche Herztod von Spitzensportlern dienen, die durch die hohe Trainingsbelastung physiologisch im Dauerstress leben.

Deswegen ist eine möglichst artgerechte Haltung von Haustieren angeraten, weil jede Unterdrückung artgerechten Verhaltens Stress auslöst.

Der intakte Darm ist einer der wichtigsten Bausteine für ein funktionierendes primäres Immunsystem. Ungefähr 70 % des Abwehrsystems sitzen in der Schleimhaut des Darmes. Die Schleimhaut bildet mit den dort siedelnden Mikroben einen dreifachen Biofilter. Auf dem Schleim, im Schleim und direkt auf den Darmzellen siedeln spezifische Mikrobenstämme, die darauf achten, dass nur für den Körper dienliche Stoffe in den Körper gelangen. Immunglobuline IgA (Eiweißstoffe) werden über das darmeigene Immunsystem gebildet und für die Abwehr schädlicher Substanzen eingesetzt.

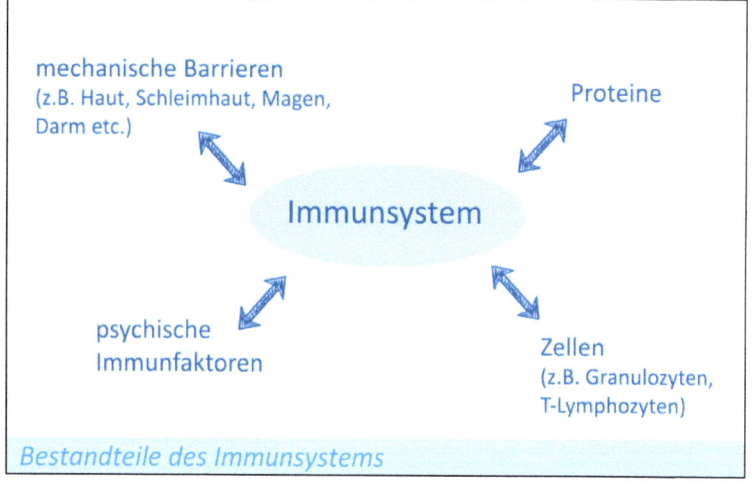

Bestandteile des Immunsystems

Das Immunsystem wird dabei im Laufe des Lebens trainiert, und zwar schon von der Geburt eines Lebewesens an, ausgelöst durch den ersten Antigenkontakt.

Die Zotten des Darmes sind von den Lymphkanälen durchzogen. Alle Lymphkanäle schließen an Lymphknoten an, in denen Lymphozyten gebildet werden. Diese wiederum sind

Abwehrzellen und ein wichtiger Teil der weißen Blutkörperchen.
Es gibt B- und T-Lymphozyten, die dafür zuständig sind, Krankheitserreger unschädlich zu machen.

Ebenfalls ein Bestandteil der weißen Blutkörperchen sind die Granulozyten, die Bakterien und Gewebsreste vernichten („fressen") können. Kommt es an einer bestimmten Stelle der Schleimhäute zum Kontakt mit einem Antigen, werden vom Körper in gemeinsamer Arbeit mit den auf der Schleimhaut siedelnden Mikroben spezifische und unspezifische Abwehrreaktionen eingeleitet.
Der Darm lernt also durch den Kontakt mit den Substanzen und Bakterien im Futter stetig, was für die Infektabwehr wichtig ist, und gibt dies auch an andere Teile des Immunsystems weiter (z.B. die des Atmungstraktes oder des Urogenitaltraktes bzw. Harn- und Geschlechtsapparat).

Damit der Darm gesund ist und die Abwehrmechanismen funktionieren können, benötigt er eine intakte Darmflora. Diese besteht aus sehr vielen Arten von nützlichen und wichtigen Mikroorganismen, die milliardenfach den Darm besiedeln und für die Aufbereitung von Nahrung zuständig sind, Nährstoffe produzieren und in großem Maße das Immunsystem unterstützen und kräftigen. Wird die Darmflora geschädigt, etwa durch Stress oder eine zu große Anzahl von unerwünschten Mikroben, und gerät dabei aus dem Gleichgewicht, so hat dies nicht nur Auswirkungen auf den Darm, sondern gleich auf den kompletten Organismus. Das Abwehrsystem wird geschwächt.

Die Darmflora wird vor allem durch falsche Fütterung, aber auch durch viele Medikamente geschädigt. Antibiotika zum Beispiel töten bei einer Erkrankung zwar alle schädlichen, jedoch auch alle nützlichen Bakterien im Darm ab, sodass diese ihren Aufgaben nicht mehr nachgehen können.

Ist die Darmflora aus dem Gleichgewicht geraten und befinden sich die nützlichen und die „schädlichen" Bakterien des Darms nicht mehr in Balance, können sich auf diesem Nährboden vor allem Pilze und Parasiten vermehren. Diese entziehen dem Körper wichtige Nährstoffe, Mineralien und Vitamine und produzieren dabei noch giftige Stoffe, sogenannte Mykotoxine. Diese giftigen Stoffe können dann sogar über die Darmwände in den Blutkreislauf gelangen und dort beträchtlichen Schaden anrichten.

Auf diese Weise wird das Immunsystem immer mehr geschwächt und als Folge entstehen Allergien, Hautkrankheiten und chronische Magen-Darm-Erkrankungen.

Aufgrund dieser Zusammenhänge wird sehr schnell deutlich, wie wichtig es ist, bei jeder Erkrankung vor allem dem Darm Beachtung zu schenken.

Gerade im Falle von chronischen Erkrankungen bietet sich immer eine Kotuntersuchung an, bei der verschiedene Faktoren getestet werden.
So kann über eine solche Probe festgestellt werden, ob zum Beispiel eine Dysbiose (Dysbakterie, Gleichgewichtsstörung der Darmflora) vorliegt oder der Darm übermäßig mit Pilzen (Darmmykose) oder Parasiten besiedelt ist. Man kann

über den Kot sogar feststellen, ob eine Unterfunktion (Insuffizienz) der Bauchspeicheldrüse vorliegt, also nicht genügend Verdauungsenzyme durch die Bauchspeicheldrüse abgegeben werden.

Vor allem nach Gaben von Antibiotika oder Kortison muss immer an einen Aufbau der Darmflora gedacht werden.

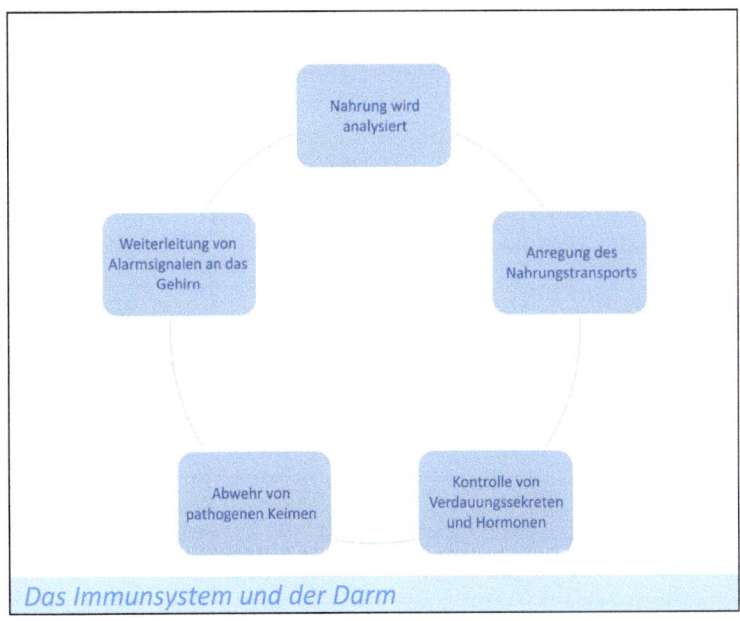

Das Immunsystem und der Darm

6. Der Magen-Darmtrakt von Hund und Katze

Eine intakte Verdauung beginnt bereits im Maul des Tieres. Deshalb spricht man auch vom sogenannten Kopfdarm. Zum Kopfdarm gehören die Maulhöhle mit den Zähnen, die Zunge, die Speicheldrüsen und der Rachen.

Durch den Kopfdarm wird das Futter aufgenommen, dabei findet zuvor eine Kontrolle von Geruch und Geschmack statt, um das Futter selektieren zu können. Dann wird es mit den Zähnen zerkleinert, mit Speichel durchmischt und abgeschluckt. Der Vorgang des Zerkleinerns und Durchmischens ist jedoch bei Fleischfressern weitaus weniger ausgeprägt als bei Pflanzenfressern.

Der Weg des Futters geht zunächst durch die Speiseröhre in den Magen. Fleischfresser haben einen einfachen einhöhligen Magen. Im Vergleich dazu besitzt z.B. das Pferd einen zusammengesetzten einhöhligen und Wiederkäuer (z.B. Rinder) einen zusammengesetzten mehrhöhligen Magen.
Im Magen wird das Futter zunächst gespeichert und erwärmt, dann eingeweicht und mit dem Magensaft (Salzsäure, sehr sauer) durchmischt. Im Anschluss wird der so entstandene Futterbrei portionsweise an den Mitteldarm weitergegeben.
Der Mitteldarm (auch Dünndarm) besteht aus dem Zwölffingerdarm, dem Leerdarm und dem Hüftdarm.

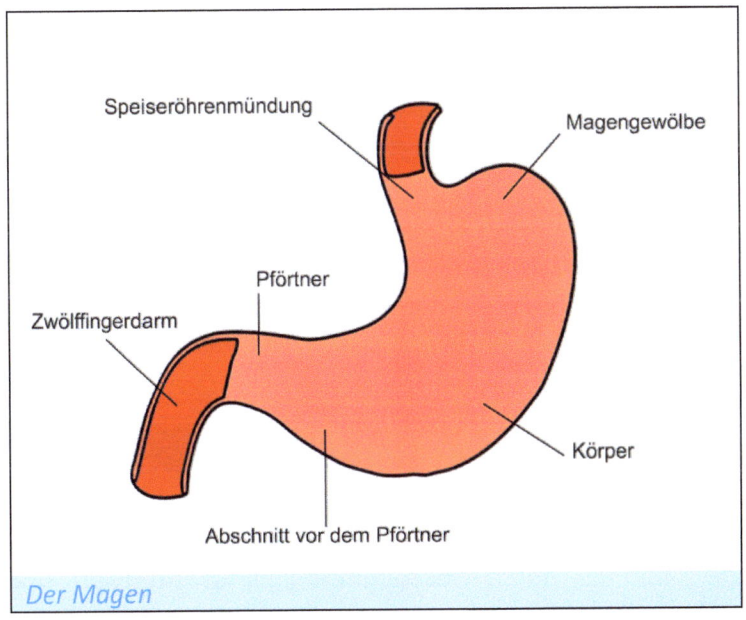

Der Magen

Im Dünndarm wird der Futterbrei mit den Verdauungssäften der Galle, der Bauchspeicheldrüse und auch der Dünndarmschleimhaut durchmischt und dabei neutral bis leicht alkalisch. Enzyme, die in den Verdauungssäften enthalten sind, haben die Aufgabe Kohlenhydrate, Eiweiße und Fette zu spalten, sodass sie über die Schleimhaut ins Blut und auch an die Lymphe weitergegeben werden können. Der Leerdarm ist dabei der längste Teil und besonders für die Aufnahme von Nährstoffen zuständig.

Der Hüftdarm stellt schließlich eine Art Schleuse zwischen dem Dünndarm und dem darauf folgenden Enddarm dar. Der Enddarm wird auch als Dickdarm bezeichnet. Er umfasst den Blinddarm, den Grimmdarm und den Mastdarm mit After. Der Dickdarm ist die letzte Station der Verdau-

ung. Hier wird dem Futterbrei Wasser entzogen, er wird eingedickt und letztendlich der Kot geformt.
Hier landen die schwer verdaulichen Bestandteile der Nahrung, die das Futter für besonders viele Mikroben bilden. Deren Aufgabe ist die Produktion von Enzymen und Vitaminen (einige Tiere fressen deswegen bei Vitaminmangel auch ihren Kot).

Im Dickdarm ist kaum mehr Sauerstoff im Nahrungsbrei enthalten. So entwickeln sich dort besonders jene Mikroben, die keinen Sauerstoff zum Leben benötigen, zum Beispiel Milchsäurebakterien. Optimaler Kot hat einen pH-Wert von etwa 5, ist also leicht sauer.
Im Dickdarm werden außerdem Elektrolyte resorbiert, sowie Vitamine durch Mikrobentätigkeit synthetisiert und aufgenommen (vor allem Vitamin B und K). Abfallprodukte des Zellstoffwechsels werden ebenfalls in den Dickdarm abgegeben.

Hat sich der Kot in der Mastdarmampulle des Mastdarmes gesammelt, wird er über den After ausgeschieden. Hund und Katze besitzen rund um den After die Analdrüsen und zwei Analbeutel, die ein Sekret und Duftstoffe enthalten. Bei jedem Kotabsatz werden kleine Mengen davon abgegeben und auf diese Weise die sogenannte „Duftmarke" zur Markierung des Territoriums abgesetzt.

Einen ganz wesentlichen Bestandteil für eine funktionierende Verdauung bilden neben dem Magen und dem Darm auch die Darmanhangdrüsen. Die Leber ist eine davon und steht mit ihren Verdauungssekreten in enger Verbindung zum Darm. Das Sekret der Leber wird dabei von der Galle gebildet und in der Gallenblase gespeichert.

Die Galle ist wichtig für die Ausscheidung von Stoffwechselprodukten, die Erhöhung des pH-Wertes von Futterbrei sowie zur Emulgierung von Fetten, sie hemmt die Magensaftsekretion und aktiviert die Enzyme der Bauchspeicheldrüse.

Die wichtigsten Funktionen der Leber sind der Eiweißstoffwechsel, der Fettstoffwechsel und der Kohlenhydratstoffwechsel. Außerdem ist die Leber ein zentrales Entgiftungsorgan. Stoffwechselprodukte und auch Substanzen, wie zum Beispiel Medikamente, können in der Leber umgebaut und dann ausgeschieden werden.

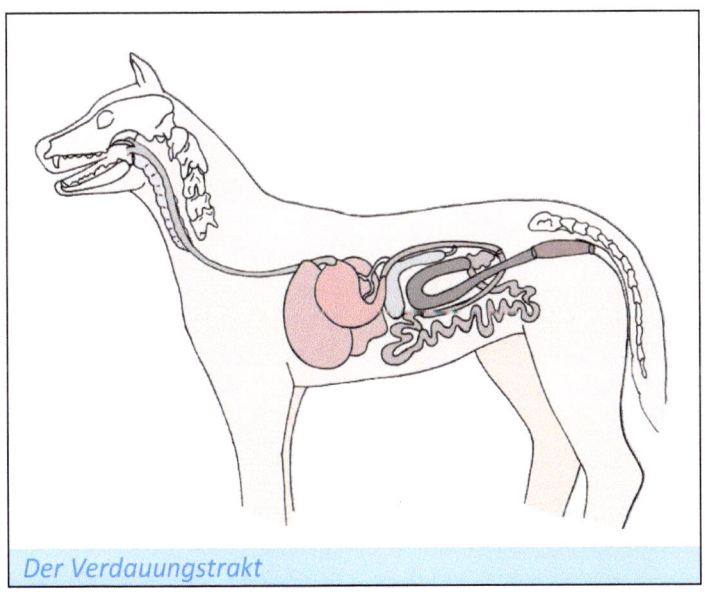

Der Verdauungstrakt

Darüber hinaus ist die Leber zusätzlich ein Speicherorgan für Glykogen (Vielfachzucker), Spurenelemente und Vitamine (fettlösliche). Die zweite Darmanhangsdrüse, neben der Leber, ist die Bauchspeicheldrüse (Pankreas). Man unterscheidet hierbei den exkretorischen und den endokrinen Drüsenanteil. Der Pankreassaft wird im exokrinen Drüsenanteil der Bauchspeicheldrüse gebildet und enthält viele wichtige Enzyme für die Verdauung von Eiweißen, Kohlenhydraten und Fetten.

Der endokrine Drüsenabschnitt ist für die Produktion von zwei Hormonen zuständig. Die sogenannten Langerhans'schen Inseln produzieren das Insulin und das Glukagon, welche für die Regulation des Blutzuckerspiegels von grundlegender Bedeutung sind.

7. Naturheilkundliche Behandlungsformen

Nachdem Sie nun einen kleinen Einblick in die Physiologie von Hunden und Katzen bekommen haben, mit dem Schwerpunkt auf dem Verdauungssystem, sollen Ihnen nun zunächst einmal die Behandlungsformen vorgestellt werden, die in diesem Buch immer wieder auftauchen werden.

In diesem Buch werden zur Therapie, neben Haltungs- und Fütterungsempfehlungen, vor allem Behandlungsmöglichkeiten mit EM, Homöopathie und Phytotherapie (Pflanzenheilkunde) vorgestellt.

An dieser Stelle soll Ihnen deshalb eine kurze Übersicht über diese Methoden gegeben werden.

EM - Effektive Mikroorganismen

Auch wenn die EM schon weiter vorne im Buch vorgestellt wurden, soll hier noch einmal kurz zur Erinnerung zusammengefasst werden, worum es sich dabei handelt.

EM ist eine flüssige Mischung verschiedener fermentativer Mikroben unter der Dominanz von Milchsäurebakterien, die sich nach Rezepten von Dr. Higa, einem japanischen Agrarwissenschaftler, zusammensetzt. EM ist nicht patentiert und inzwischen gibt es mehrere Anbieter dieses Multimikrobenpräparats.
Ein Vorteil dieser Mischung von erwünschten Mikroben besteht darin, dass man damit alle Oberflächen besiedeln

kann, sodass unerwünschte Mikroben weder Platz noch Futter finden.

Werden die Mikroorganismen und die von ihnen gebildeten Stoffe in den dafür vorgesehenen „Varianten" eingenommen, so wirken sie im Körper sehr vielfältig. Die körpereigene Abwehr wird angeregt und die Darmflora wird so weit stabilisiert, dass sie viele Vitamine, Enzyme und andere antioxidative Substanzen produziert. Die antioxidative Wirkung beruht darauf, dass die EM dem Körper für seine komplexen Stoffwechselvorgänge Elektronen zur Verfügung stellen und dadurch freie Radikale gebunden werden können. Freie Radikale greifen in zu hohen Konzentrationen wichtige Proteine des Stoffwechsels und die Zellmembranen an.

Im Internet findet man die Anbieter unter dem Stichwort „Effektive Mikroorganismen". Die Ausgangssubstanz kann mit Hilfe von Zuckerrohrmelasse (als Futter für die Mikroben) und Wasser um das 30fache vermehrt bzw. aktiviert werden. Durch diese Vermehrung wird die regionale Mikrobenflora integriert und das Ergebnis ist das sogenannte EMa (a = aktiviert), welches sich optimal an das aktuelle Biotop der Tiere anpasst.

Wer es einfacher und nicht so speziell haben möchte, kann auch die Fertigprodukte der Anbieter nutzen. Gute, praktische Anweisungen zur Anwendung finden Sie im Buch „EM Lösungen, Haus und Garten" und in anderen Büchern, auf die im Anhang verwiesen wird.

Homöopathie

Begründer der Homöopathie ist der Arzt und Chemiker Samuel Hahnemann. In einem Selbstversuch im Jahre 1790 mit Chinarinde entdeckte er, dass die Symptomatik nach der Einnahme, sehr große Ähnlichkeit mit der von Malaria hatte. Dieses Phänomen veranlasste ihn, weiterzuforschen.

Hahnemann entwickelte dabei nicht nur die Grundlagen der homöopathischen Medizin, sondern auch das komplette Verfahren zur Herstellung der einzelnen Arzneien.
Im Jahre 1796 dann ging er mit seinen Forschungen an die Öffentlichkeit und stellte die Homöopathie vor. Mit der Verbreitung dieser Therapieform im In- und Ausland kam es zu immer weiteren und bedeutsamen Fortschritten auf dem Gebiet der Homöopathie, und das ist bis heute so.
Festgehalten sind die Grundlagen der Homöopathie im Organon, dessen erste Auflage „Organon der rationellen Heilkunde" 1810 erschien.

Der erste Grundsatz der Homöopathie lautet „Was eine Arznei bewirkt, wird durch Prüfung am Gesunden festgestellt".
Dieser Grundsatz ist auch die Voraussetzung für die Simile-Regel (Ähnlichkeitsregel) nach Hahnemann. Man testet also, welche Reaktionen/Symptome ein bestimmter Stoff bei einem gesunden Menschen auslöst und kann dann wiederum genau diese Symptomatik bei einem Kranken damit heilen: „Um eine Krankheit zu heilen muss eine neue, mit den gleichen Symptomen, erzeugt werden".

„Ähnliches wird mit Ähnlichem geheilt (...)" ist also das ganze Prinzip der Homöopathie.
Dabei greift auch der folgende Aspekt: Bei der Untersuchung vieler einzelner Symptome ergibt sich ein großes Gesamtbild!

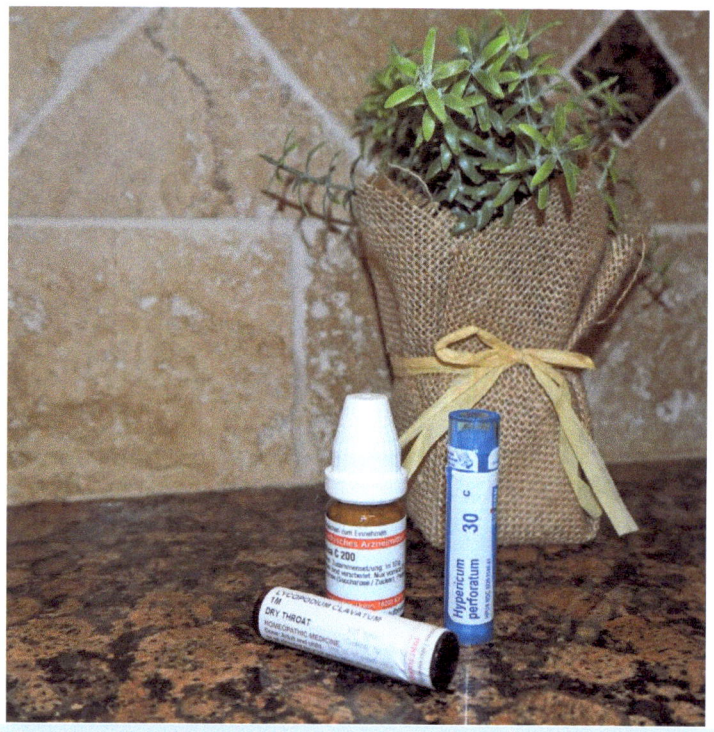

Homöopathische Globuli-Fläschchen

Arzneimittelprüfung

Man kann praktisch jedes Mittel bzw. jeden Ausgangsstoff prüfen und gegebenenfalls als homöopathisches Mittel einsetzen.
250 Mittel sind es insgesamt nach der Ähnlichkeitsregel, und davon sind 50 besonders gut einsetzbar. Für Tiere sind davon aber höchstens 220 Mittel geeignet.
Die Regeln zur Prüfung sind im Organon § 120-148 nachzulesen.

Heute nimmt man dazu 500-600 Probanten (von denen ca. 70% nicht auf die Arzneimittel reagieren oder nicht geeignet sind). Alle schon vorhandenen Symptome müssen zuvor ausgeklammert werden und danach jede kleinste Veränderung und jedes kleinste Merkmal vermerkt werden.
Das Alter der Probanten liegt zwischen 16 und 65 Jahren (männlich und weiblich) und 3x am Tag wird das jeweilige Mittel in einer bestimmten Dosierung (meist C 30) gegeben.

Herstellung/Potenzierung

Die Basis bei der Herstellung sind folgende

- Tinkturen:
Die entsprechende Pflanze wird getrocknet (evtl. abgekocht) mit Alkohol oder Kochsalzlösung vermischt und abgeseiht -> phytotherapeutische Extrakte

- Urtinktur:

Urtinktur nennt man dann die homöopathischen Tinkturen vor Ihrer Potenzierung

- Essenzen:

Der Saft – aus einer Pflanze gewonnen – wird mit 95%igem Alkohol vermischt

- Lösungen:

Salzsäure/Säure oder Laugen werden in Alkohol oder Wasser gegeben

Beginnt man nun mit der Potenzierung, so wird zu 9 ml Lösung 1ml Tinktur/Ursubstanz gegeben und man erhält eine D 1.
9 ml Lösung plus 1ml der D1 ergibt die D 2 und so weiter. Zwischen den einzelnen Schritten wird die Lösung verschüttelt.
99 ml Lösung + 1ml Ursubstanz ergibt eine C1 und dieses Verfahren geht genauso wie bei den D Potenzen weiter: 99 ml Lösung + 1ml C1 ergibt C2 etc. etc.

Hahnemann ging davon aus, dass jeder Pflanze, jedem Tier und jedem Mineral eine eigene Dynamik innewohnt und entwickelte daraufhin das Potenzieren (Dynamisieren).
Unter Potenzieren versteht man also das schrittweise Verdünnen und Verschütteln. Und je höher ein homöopathisches Mittel potenziert ist, desto höher wird auch seine Energie.

Die Potenzen werden folgendermaßen eingeteilt:

Tiefpotenzen	D1 – D6
	D6 – D12
	C4 – C12
Mittlere Potenzen	ab D12 bis D30
Hochpotenzen	D30 – D200
	C30 – C200
	LM – Potenzen

Was beim Potenzieren geschieht

Hahnemann gibt sehr genaue Anweisungen, wie man potenzieren muss. Hinter dieser Anweisung zur Sorgfalt steht der Gedanke, dass nicht der Wirkstoff die Heilung bringt, sondern die Information, die ein Wirkstoff enthält. Aus der Quantenphysik wissen wir inzwischen sehr sicher, dass jeder Stoff eine bestimmte Wellenfrequenz hat und damit seinen Informationsgehalt ausdrückt. Auf unser alltägliches Wissen zurückgeführt wäre das eine verständliche Erklärung: Kauft man ein Buch oder eine CD mit Musik oder sonstiger Information, möchte man ja nicht ein Pfund Papier mit einigen Gramm Druckerschwärze oder eine mit Kunststoff beschichtete Scheibe haben. Man interessiert sich für die Inhalte des Buches, dessen Inhalte wir per Lichtwellen (elektromagnetische Wellen) auf unseren Körper übertragen. Von der CD möchten wir die Tonwellen am Ohr genießen. Hier erkennt man besonders gut, dass auf unserer Welt die meisten Informationen an Stoffe gebunden sind. Genuss und Freude, aber auch Leid und Krankheit machen alle die Informationen, die sich per Schwingung auf

unseren Körper übertragen. (Siehe auch das Buch: Intelligente Zellen, Bruce Lipton, ISBN_10: 3-936862-88-5)
Über den Vorgang des Potenzierens, so die Erfahrung der Nutzer von homöopathischen Heilmitteln, wird die Information des Stoffes auf das Lösungsmittel übertragen. Seit einigen Jahren sind solche Veränderungen im Schwingungsmuster des Trägerstoffes auch physikalisch beweisbar. Die Information wird vom Stoff befreit. Die vom Stoff befreite Information kann nun direkt auf den Körper einwirken. Nur so lässt sich erklären, warum wir häufig bei unsachgemäßer Anwendung von Hochpotenzen heftige Heilwirkungen (Erstverschlimmerungen) beobachten, die die Patienten sehr belasten können.

Anwendung

Da wir in diesem Buch hauptsächlich auf Tiefpotenzen hinweisen, soll hier auch nur deren Anwendung beschrieben werden.

- Tiefpotenzen bis D6 ca. 3-4x täglich
- Tiefpotenzen/mittlere Potenzen bis höchstens D30 ca. 1-2x täglich

Tiefpotenzen werden bei akutem Geschehen sehr häufig am Tag (bis zu stündlicher Gabe) verabreicht, bei weniger akutem oder abklingendem Geschehen bis 3x täglich und bei chronisch Erkrankungen 1-2x täglich oder weniger (1x wöchentlich).

> An dieser Stelle soll erwähnt werden, dass die Homöopathie ein sehr komplexes und weitreichendes Gebiet ist und im Zweifelsfall immer von einem erfahrenen Therapeuten begleitet werden sollte.

Viele der so hergestellten homöopathischen Medikamente enthalten keine Moleküle der Ausgangssubstanz mehr, aber deren Information. Diese aktivieren die Selbstheilungskräfte des Körpers, wirken aber nicht schädigend.

Homöopathika sind Medizinprodukte, die Entwicklungen unterstützen, nicht etwas eliminieren oder zerstören. Das Wort Homöopathie setzt sich aus den beiden griechischen Begriffen „homoios" (gleichartig) „und pathos" (Leiden) zusammen. Es wird also ein Mittel eingesetzt, das in der Wirkung dem ähnlich ist, was das Leiden ausgelöst hat. Dabei laufen die Heilprozesse bei richtiger Vorgehensweise sanfter und für den Körper kaum belastend ab. Nebenwirkungen, also Beeinträchtigungen anderer Organe, treten normalerweise nicht auf.

Die homöopathischen Medikamente sind trotzdem nicht für die Hand des Unerfahrenen gedacht. Ein Umgang mit Homöopathie bedeutet lebenslanges Lernen, denn jeder Patient reagiert unterschiedlich, und es ist eine Kunst, die richtigen Mittel auszuwählen. Zu den in diesem Buch angegeben Mitteln liegen inzwischen sehr vielfältige Erfahrungen vor.
Nach deutschem Arzneimittelrecht dürfen solche Medikamente nur über Apotheken vertrieben werden. Indikationen dürfen aber nicht beschrieben werden, vielleicht weil

sonst zu viele Menschen sie benutzen würden und den Verkauf allopathischer Medikamente zu sehr behinderten.
Wer mehr über Homöopathie wissen will, kann sich z.B. in den auch für Laien geeigneten Büchern der beiden Ärzte E. J. Wormer und J. A. Bauer informieren.

Pflanzenheilkunde

Die Pflanzenheilkunde (Phytotherapie) ist eines der ältesten Therapieverfahren und hat ein großes Spektrum an Einsatzmöglichkeiten.
Jede Heilpflanze bildet während ihres Wachstums Stoffwechselprodukte, die sie speichert. Einige dieser Produkte sind von so großem Wert, dass die Pflanze durch sie zu einer Heilpflanze wird und auch therapeutisch eingesetzt werden kann!
Neben diesen Stoffen enthält jede Pflanze auch noch indifferente Stoffe, die sog. Ballaststoffe (diese beeinflussen die Resorption der Wirkstoffe erheblich).
Die Wirkstoffe werden in 4 Hauptgruppen eingeteilt:

1. Gerbstoffe:
   - binden Eiweißstoffe und überführen sie in widerstandsfähige, unlösliche Stoffe
   - Wirkung: reizmildernd, entzündungswidrig, schwach lokalanästhetisch, sekretionshemmend, trocknend auf Haut und Wunden
   - äußerlich: Wunden, Verbrennungen, Entzündungen des Mundes und Rachenraums

- innerlich: Magen- und Darmkatarrh, Gastritis, Diarrhoe, Antidot (Gegenmittel) bei Alkaloid- und Schwermetallvergiftung
- Achtung: Hohe Gerbstoff-Konzentrationen sind brechreizerregend, reizen die Magenschleimhaut.

2. Bitterstoffe:
    - gehören chemisch keiner einheitlichen Stoffklasse an
    - werden wegen des intensiven bitteren Geschmacks zur Stimulierung der Speichel-, Magen- und Gallensekretion verwendet

3. Saponine:
    - sind pflanzliche Glykoside, die zusammen mit Wasser stark schäumen
    - in der Heilkunde verwendet als Expektorantien (wirken auswurffördernd)
    - Diuretika (wirken entwässernd)
    - Reinigungs- und Schleimhautreizmittel
    - dürfen jedoch nicht in die Blutbahn gelangen, da sie eine starke Hämolysewirkung haben (Abbau roter Blutkörperchen) und damit sehr giftig sind

4. Ätherische Öle:
    - ätherisch-flüchtige Eigenschaft
    - sind im Wasser nicht löslich, bei Wärme verdampfen sie leicht
    - kommen in der Aromatherapie oder bei Inhalationen zum Einsatz (jedoch nicht bei Katzen!)

Bei der Verabreichung von pflanzlichen Drogen ist folgendes zu beachten:
Art des Tieres, Art der Erkrankung, Zustand des Patienten, Geschmacksempfindung des Tieres, Toxizität der Droge, voraussichtliche Applikationsdauer, Applikationsart.

Zubereitungsformen von Heilpflanzen, Rohdrogen:

Unter der Bezeichnung „Drogen" versteht man in der Phytotherapie Pflanzen oder Pflanzenteile, welche bestimmte Stoffe enthalten, die medizinische Wirkung erzielen, sobald sie in den Körper gelangen.
Diese Drogen können bei Tieren häufig frisch/roh, meist jedoch in getrocknetem Zustand verabreicht werden.
Folgende Pflanzenteile finden sich als Droge in den Arzneibüchern:

- Herba – Kraut
- Folium – Blatt
- Flos – Blüte
- Radix – Wurzel
- Rhizoma – Wurzelstock
- Bulbus – Zwiebelkuchen
- Tuber – Wurzelknollen
- Semen – Samen
- Fructus – Frucht
- Cortex – Rinde
- Lignum – Kernholz

Auszüge aus Drogen, also Pflanzen(-teilen) bezeichnet man als „Galenische Präparate". Die wichtigsten galenischen Präparate sollen hier aufgezählt werden:

- Extrakt – eingedickter Auszug
- Fluidextrakt – flüssiges medizinisches Präparat (konzentrierte Tinktur)
- Tinktur – bestimmte Menge getrockneter Pflanzenteile mehr oder weniger lange mit einem flüssigen Lösungsmittel zusammengegeben
- Urtinktur – Ausgangsprodukt für homöopathische Arzneimittelherstellung
- Sirup – Lösung von Zucker in Wasser
- Saft – ausgepresster Saft aus frischen Pflanzen
- Dekokt – bestimmte Menge einer Droge in kaltem Wasser für eine bestimmte Zeit angesetzt und erst dann zum Kochen gebracht
- Infus (Tee) – Aufguss von heißem oder kochendem Wasser
- Mazerat – Auszug der Wirkstoffe aus einer Droge mittels warmen oder kalten Flüssigkeiten

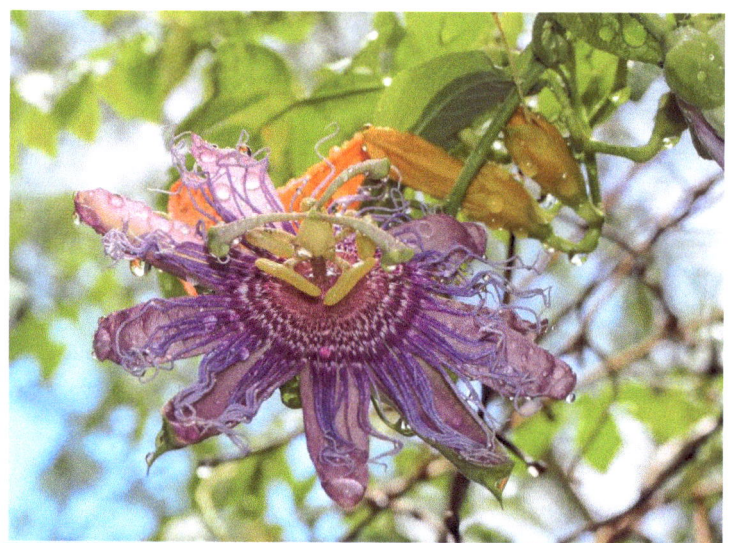

„Passionsblume" - Einige Stoffe in Pflanzen sind von so großem Wert, dass die Pflanze durch sie zu einer Heilpflanze wird.

Zubereitung und Einnahme

Wie bereits erwähnt eignet sich für die Anwendungen am Tier hauptsächlich der getrocknete Rohzustand der Kräuter oder der daraus hergestellte Tee. Beides kann man über das Trinkwasser oder mit dem Futter verabreichen.

Zu beachten ist, dass sich jedoch nicht immer alle Kräuter zur direkten Verfütterung eignen und deshalb allgemein die Zubereitung eines Tees am sinnvollsten ist. Oft können nur im überbrühten Zustand die wichtigen Wirkstoffe gelöst und dann ausreichend vom Körper aufgenommen werden.

Für einen Tee nimmt man die der Tierart entsprechende Menge Kräuter, auch je nach Größe und Gewicht des Tieres und überbrüht diese mit heißem Wasser (verfüttert wird ca. eine ½ Tasse). Nach dem Abkühlen kann man den Tee - je nach Akzeptanz - entweder mit den Kräutern oder auch ohne zum Futter dazugeben.

Die Dauer der Gabe richtet sich individuell nach den Beschwerden. Manchmal helfen schon ein paar Tage, oft benötigt es aber 3 bis 6 Wochen der Kräutergabe, um eine Wirkung zu erzielen.

Allerdings sind Heilkräuter auch nicht für den Dauergebrauch gedacht und so sollten nach spätestens 4 - 6 Wochen Behandlungspausen eingelegt werden. Aus Erfahrung eignen sich kurmäßige Intervalle von 21 - 28 Tagen Kräutergabe mit anschließender Pause am besten.

Auch für die äußerliche Anwendung kann ein Aufguss aus Heilpflanzen als Umschläge oder Waschung verwendet werden.
Heilkräuter, werden bei Tieren vor allem bei Beschwerden des Verdauungstraktes, der Harnwege, der Atemwege oder des Bewegungsapparates eingesetzt. Hier kann die Phytotherapie als Haupt- oder auch Begleittherapie oft gute Ergebnisse erzielen.

Hinweise

Ist eine Situation lebensgefährlich, ist es normalerweise immer sinnvoll, allopathische Medikamente in Absprache mit dem Tierheilpraktiker oder dem Tierarzt einzusetzen. Dabei sollten Sie immer gewissenhaft den Beipackzettel lesen, auf dem die Nebenwirkungen vermerkt sind. Es ist für die allopathischen Medikamente wesenhaft, dass sie Nebenwirkungen verursachen können, weil sie unphysiologisch in das Leben eingreifen, etwas mit aller Kraft eliminieren, selten nur etwas sanft verändern. Dabei entstehen fast immer „Kollateralschäden".

Diese nimmt man aber in Kauf, um in einer akuten Notsituation ein Leben zu retten. Der Begriff „allopathisch" bedeutet auch „andersartig", weil es sich um Mittel handelt, die eigentlich mit der Krankheit nichts zu tun haben, sondern etwas völlig anderes, Gegensätzliches als das am Patienten Beobachtete bewirken.

Ist das Leiden aber nicht lebensbedrohend, kann es für das Tier schonender sein, die alternativen Methoden der Medizin zu nutzen.
Im Einzelfall wird aber der Therapeut immer überprüfen, ob die Verwendung bei dem jeweiligen Patienten wirklich angemessen ist.

Im Laufe der Zeit lernen auch Sie Ihr Tier und seine Reaktionen auf die homöopathischen Mittel und andere naturheilkundliche Methoden noch besser kennen. Dadurch wird

die Zusammenarbeit mit dem Tierheilpraktiker immer vertrauensvoller und für das Tier effektiver.
Interessant ist die Feststellung vieler homöopathisch arbeitender Medizinkundiger, dass mit EM gepflegte Tiere meist wesentlich besser auf Homöopathika ansprechen als Tiere, denen ab und zu allopathische Medikamente verabreicht werden und/oder die häufig mit Desinfektionsmitteln in Kontakt kommen.

Dosierungen

Darreichungsform	Kleiner Hund, Katzen	Mittelgroßer Hund	Großer Hund
Homöopathische Tabletten	2-3x tgl. 1 Tabletten	2-3x tgl. 2 Tabletten	2-3x tgl. 3 Tabletten
Homöopathische Globulis	2-3x tgl. 3 Globuli	2-3x tgl. 5 Globuli	2-3x tgl. 8 Globuli
Homöopathische Tropfen	2-3x tgl. 7 Tropfen	2-3x tgl. 10 Tropfen	2-3x tgl. 12 Tropfen
Einzel-Kräuter, getrocknet oder als Tee zum Futter	½-1 Teelöffel tgl.	1-1½ Teelöffel tgl.	1½-2 Teelöffel tgl.
Pflanzensaft	1 ml tgl.	2 ml tgl.	3-5 ml tgl.

Die Dauer der Anwendung gilt bei homöopathischen Mitteln bis zum Abklingen der Beschwerden, jedoch nicht länger als 1 bis 2 Wochen.

Bei den angegebenen homöopathischen „Potenzen" handelt es sich in den meisten Fällen um Tiefpotenzen von D4 bis D12, weil diese auch für den Laien in der Handhabung am besten geeignet sind. Kuren mit Heilkräutern werden im Schnitt 3 bis 6 Wochen durchgeführt und können ggf. nach einiger Zeit wiederholt werden. Längere Anwendung ohne Pause ist ohne therapeutischen Rat nicht zu empfehlen.

Anwendung der Effektiven Mikroorganismen

EMa – flüssig:
Täglich etwa 1 TL je 5 kg Körpergewicht (ab 20 kg 4 TL) ins Futter mischen. Es sollte dabei eine schrittweise Eingewöhnung über die ersten 5 bis 10 Tage erfolgen.

EM – Futterbokashi:
Täglich etwa 1 Teelöffel je 5 kg Körpergewicht (ab 20 kg 4 TL) ins Futter mischen. Es sollte dabei eine schrittweise Eingewöhnung über die ersten 5 bis 10 Tage erfolgen.

Generell gilt: Sollten Sie sich bei der Anwendung einer der vorgeschlagenen Behandlungsmethoden unsicher sein, kontaktieren Sie bitte den Tiertherapeuten Ihres Vertrauens!

8. Magen-Darmerkrankungen und ihre Behandlung

Magen- und Darmerkrankungen sind eine häufige Ursache für Unwohlsein unserer Haustiere. Der Verdauungstrakt ist das erste Immunsystem, das die Tiere gegen unerwünschte Einflüsse aus der Umwelt schützt. Genau genommen ist das Verdauungssystem eine nach innen gestülpte Grenze zur Außenwelt. Ein Arzt kann Magen und Darm durch geeignete Instrumente beobachten, ohne dass er eine Haut durchdringen muss. Man könnte es als einen etwas komplizierten Schlauch ansehen, der vom Mund bis zum After reicht. Die hauptsächlichen Akteure in diesem „Schlauch" sind die Mikroben, die das Futter so zerlegen, dass es dem Körper dienen kann. Im Verdauungstrakt befinden sich zehnmal mehr Mikroben, als das Tier Körperzellen hat. Der Körper, respektive die Köperzellen, sind somit in der Minderzahl. Jede Körperzelle braucht, so könnte man sagen, zehn Mikroben als Helfer, um existieren zu können.

Zwischen den Zellen des Darms und den Mikroben der Darmflora findet eine intensive Kommunikation statt. Inzwischen wissen wir, dass sie über elektrische Signale miteinander in Verbindung stehen.

Der Körper kann den Mikroben sagen, ob die Stoffe, die sie durch die Schleimhäute und Darmwände passieren lassen, dem Körper dienen oder ihn belasten. Da der Körper ein idealer Aufenthaltsort für die Mikroben ist, achten sie darauf, dass möglichst nur nützliche Stoffe in ihn hineingelangen. Würde der Körper durch ein Übermaß an schädlichen

Substanzen oder Mikroben geschädigt oder gar sterben, würden die Mikroben ihre „Welt" verlieren, in der sie genährt und gewärmt werden.

Deswegen ist die erste Aufgabe von Tierhaltern darauf zu achten, dass die Mikroben im Verdauungstrakt ihres Haustieres sich möglichst optimal zusammensetzen. Hierbei helfen die regelmäßige Gabe von EM-Produkten und die Raum- und Körperpflege mit EM.

Trotz aller Vorsorge kann es jedoch immer mal wieder vorkommen, dass etwas Unvorhergesehenes passiert und ein Tier erkrankt. Im Krankheitsfall sollten wir allerdings zwischen akuter Lebensgefährdung und der normalen Auseinandersetzung des Körpers mit der Umwelt unterscheiden.

Dieses Kapitel befasst sich nun im Folgenden mit typischen Magen-Darmerkrankungen von Hund und Katze. Jede Erkrankung wird dabei kurz definiert, es werden Symptome benannt und die häufigsten Ursachen erklärt. Anschließend kommen dann die naturheilkundlichen Behandlungsansätze, mittels derer Hilfe im Krankheitsfall Erste Hilfe geleistet werden kann.

Enteritis

Als Enteritis wird eine Entzündung des Dünndarms bezeichnet. Ist der Magen mitbeteiligt, sprechen wir von einer Gastroenteritis; ist der Dickdarm mitbeteiligt, so nennt man dies eine Enterocolitis. Eine andere Bezeichnung für eine Entzündung des Darms ist Darmkatarrh.

1. Symptome

Ist ein Tier an einer Enteritis erkrankt, so ist meist Durchfall (Diarrhoe) das Hauptsymptom, manchmal auch im Wechsel mit Verstopfung (Obstipation). Auch Blähungen können auftreten. Bei schweren Durchfällen kann es zusätzlich zu Dehydration mit Elektrolytverlust kommen. Dann ist auch häufig das Allgemeinbefinden gestört. Je nach Art der Darmentzündung können kolikartige Symptome auftreten, Fieber und Blutbeimengungen im Kot. Erbrechen kann bei Beteiligung des Magens hinzukommen.
Wird die Enteritis chronisch, ist die Symptomatik meist nicht mehr so umfangreich und auffällig. Allerdings ist das Allgemeinbefinden auffällig schlechter. Es kann zu Abmagerung und stumpfem Fell kommen sowie zu Mangelerscheinungen bei Resorptionsstörungen des Darms.

2. Häufigste Ursachen

- o Unterkühlung und Schneefressen
- o Fütterungsfehler
- o Bakterien (z. B. E. coli, Salmonellen, Staphylokokken, Leptospiren)
- o Viren (z.B. Parvovirose, Staupe, Coronaviren, Reoviren, Rotaviren)
- o Endoparasiten
- o Dysbakterie
- o Toxine (z.B. Blei, Arsen, Quecksilber)

- Allergien
- Fremdkörper
- Leukose

3. Behandlungsansätze

Für eine effektive Behandlung sollte zunächst die Ursache abgeklärt und entsprechend beseitigt werden. Das Futter kann akut für ein bis zwei Tage entzogen werden, um den Verdauungstrakt zu schonen.
Allerdings muss auf eine ausreichende Versorgung mit Flüssigkeit und Elektrolyten geachtet werden. Anschließend erfolgt Schonkost. Die physiologische Darmflora sollte wieder hergestellt werden. Liegt der Verdacht einer Vergiftung (Toxine) vor, werden entsprechende Absorbentien verabreicht, wie Kohlepräparate, weißer Ton oder Eichenrinde.

<u>Homöopathisch</u>
- **Nux vomica D6 oder D12**: bei Durchfall und Erbrechen, Bauchschmerzen, Futterverweigerung
- **Carbo vegetabilis D8:** bei infektiöser oder toxischer Ursache, starkem Durchfall (auch mit Blut oder Schleim), Apathie, Kreislaufschwäche
- **Colocynthis D6 oder D12:** bei Krämpfen
- **Ferrum phosphoricum D8:** bei wiederkehrenden Durchfällen, Ausscheiden von unverdauten Futterresten, Abneigung gegen Fleisch, fehlendem Appetit
- **Arsenicum album D12:** bei infektionsbedingten Durchfällen, Aufnahme von Verdorbenem, Vergiftungserscheinungen, Erschöpfung

Pflanzlich
- **Kamille:** krampflösend, schmerzlindernd, entzündungshemmend
- **Melisse:** magenstärkend, krampflösend, galleanregend
- **Fenchel:** verdauungsfördernd, appetitanregend, krampflösend
- **Brombeerblätter:** stopfend, entzündungshemmend, reinigend

Fütterung
- Schleimbreie aus Haferflocken
- Heilerde (0,5 – 3 TL pro Tag)
- Pektin
- Schlappfutter (leichtverdauliche Schonkost)
- EMa zum Futter, um die physiologische Darmflora zu stärken

Gastritis

Eine Entzündung der Magenschleimhaut wird als Gastritis bezeichnet und kann sowohl akut als auch chronisch auftreten.

1. Symptome

Leidet ein Tier an einer Entzündung der Magenschleimhaut, so ist dies durch akute Verdauungsstörungen mit Inappetenz (Appetitlosigkeit, Futterverweigerung), Apathie und gestörtem Allgemeinbefinden gekennzeichnet. Die Tiere haben bisweilen verstärkten Maulgeruch, fressen Gras und gähnen vermehrt. Vor allem nach der Aufnahme von Futter oder Wasser kann es vermehrt zu Brechreiz kommen, aber auch am Morgen, wenn der Magen leer und durch die Magensäure gereizt ist. Manchmal kommt Fieber hinzu. Schmerzhaftigkeit und Krämpfe des Abdomens sind jedoch nicht immer gegeben.

Chronische Fälle gehen oft mit Abmagerung und stark gemindertem Allgemeinbefinden einher. Der Appetit ist sehr wechselhaft, dazu Erbrechen in unregelmäßigen Abständen. In schweren Fällen kann es zum Magengeschwür kommen.

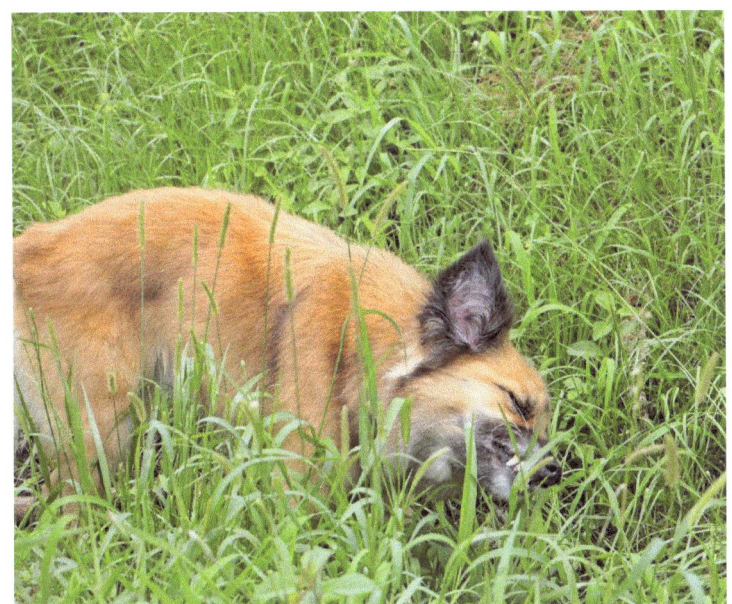

Ständiges Grasfressen, zusammen mit anderen Symptomen, kann auch auf eine Gastritis hindeuten.

2. Häufigste Ursachen

- Fütterungsfehler (auch zu kaltes oder zu heißes Futter)
- Zahnfehler
- Schneefressen
- Folgeerscheinung von bestimmten Medikamenten
- Bakterien
- Pilze
- Viren (z.B. Staupe, Leptospirose, Parvovirose, Leukose)

- Toxine (z.B. Düngemittel, Insektizide, Quecksilber, Blei, Arsen)
- Parasiten
- Fremdkörper
- Allergien
- Folgeerscheinung organischer Erkrankungen (z.B. Leber, Pankreas)
- Stress

3. Behandlungsansätze

Um eine erfolgreiche Therapie zu gewährleisten, muss der Ursache auf den Grund gegangen werden. Dann folgen zunächst ein bis zwei Tage Nahrungsentzug bei ausreichender Versorgung mit Wasser und Elektrolyten. Liegt eine Vergiftung vor, so muss der Magen von einem Tierarzt gespült werden. Bei Fremdkörpern ist evtl. ein chirurgischer Eingriff angezeigt.

Homöopathisch
- **Nux vomica D6 oder D12:** bei Futterverweigerung, Krämpfen, Erbrechen
- **Carbo vegetabilis D6:** zur Stärkung und Entkrampfung des Magen-Darm-Traktes
- **Arsenicum album D6:** bei Unruhe, Ängstlichkeit, Durchfall und Erbrechen nach Wasseraufnahme
- **Argentum nitricum D12:** bei Magengeräuschen, Speicheln, schlechtem Allgemeinbefinden

Pflanzlich
- **Kamille:** krampflösend, schmerzlindernd, entzündungshemmend
- **Melisse:** magenstärkend, krampflösend, galleanregend
- **Süßholzwurzel:** krampflösend, entzündungshemmend
- **Anis:** magenkräftigend, blähungswidrig

Fütterung
- Schleimbreie aus Haferflocken oder Leinsamenschleim
- Heilerde (0,5 – 3 TL pro Tag)
- fettarmes Futter, Weichfutter/Schlappfutter
- EMa oder Bokashi zum Futter, um die physiologische Magen-Darmflora zu stärken

Lebererkrankungen (Hepatopathien)

Es gibt zwei, bei Hunden und Katzen häufiger vorkommende, Erkrankungen der Leber. Die Hepatitis beschreibt eine akute Entzündung des Lebergewebes, welche unbehandelt auch chronisch werden kann. Als Hepatose bezeichnet man eine Leberdegeneration, die nicht entzündlich verläuft.

1. Symptome

Die Hepatitis kann am Anfang zunächst unbemerkt bleiben, da sie im Anfangsstadium oft symptomlos verläuft. Später kann gestörtes Allgemeinbefinden auftreten, die Tiere ma-

gern ab, da sie keinen Appetit haben. Auffällig ist eine Bewegungsunlust, das Haarkleid wirkt stumpf und struppig, und es kommt zu Fieber und Bauchschmerzen.
Hinzu kommen Durchfall oder Verstopfung, Erbrechen und der Leberbereich kann sich schmerzhaft zeigen. Die typische Gelbsucht (Ikterus) im Zusammenhang mit Hepatitis muss nicht immer vorhanden sein, ansonsten zeigt sie sich anhand der gelblich verfärbten Schleimhäute.

Manche Tiere entwickeln im Laufe der Krankheit auch aggressives Verhalten, vor allem gegenüber Artgenossen.

Hepatose: Die Symptomatik der Leberdegeneration ist ähnlich der Hepatitis. Vor allem das herabgesetzte Allgemeinbefinden, Appetitlosigkeit, Leistungsabfall und Bewegungsunlust sowie Magen-Darm-Problematik stehen im Vordergrund. Es kann zu Haarausfall, Gewichtsverlust und Gelbsucht kommen sowie zu Hautveränderungen, Blutungen und auch Ödemen (Einlagerung von Flüssigkeit). Auch bei der Hepatose dauert es jedoch oft relativ lange, bis sich diese Symptome zeigen, die Erkrankung bleibt dadurch lange unbemerkt.

Bei der Diagnose beider Lebererkrankungen wird eine Blutuntersuchung zu Hilfe genommen, bei der alle leberspezifischen Werte überprüft werden.

2. häufigste Ursachen

- Bakterien (z.B. Salmonellen, E. coli, Streptokokken, Staphylokokken)

- Infektionen (z.B. Herpesviren, FIP, Leptospirose, infektiöse Bronchopneumonie)
- Parasiten (z.B. Leberegel, Strongyliden, Askariden)
- Toxine (z.B. Arsen, Antimon, Phosphor, Eisen)
- Mykotoxine (Schimmelpilze)
- Medikamente (lebertoxische)
- Allergien
- Folgeerscheinung von Allgemein- oder Stoffwechselerkrankungen (z.B. Morbus Cushing, Bauchspeicheldrüsenerkrankungen, chronische Gastroenteropathien)
- Leberamyloidose (sekundäre Speicherstörung)
- Leberlipidose (degenerative Fettstoffwechselstörung)

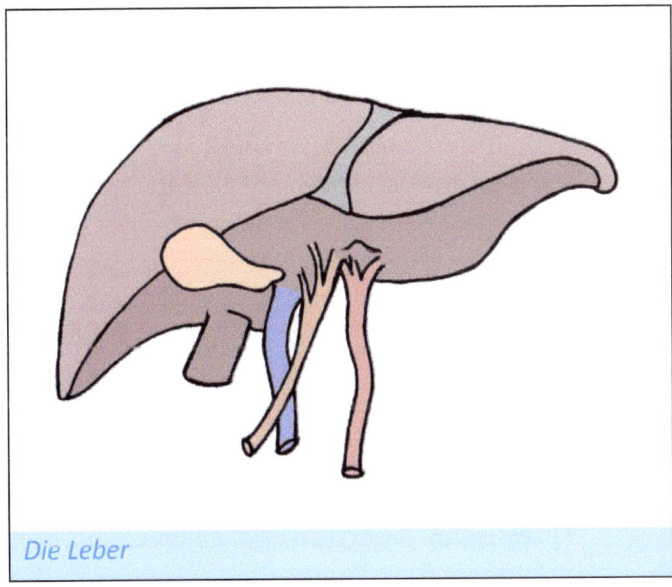

Die Leber

3. Behandlungsansätze

Leberschädigende Ursachen müssen beseitigt werden. Die Leber muss entlastet werden und die betroffenen Tiere brauchen Schonung und viel Ruhe. Bei einer akuten Hepatitis kann es je nach Ursache manchmal nötig sein, Antibiotika zu geben (in diesem Fall unbedingt an den Aufbau der Darmflora denken!).

<u>Homöopathisch</u>
- **Flor de Piedra D4:** Hauptmittel für Lebererkrankungen, bei gestörtem Allgemeinbefinden, vermehrter Wasseraufnahme, Durchfall, Erbrechen, Gelbsucht, Unruhe, Leberschmerzen
- **Lycopodium D6:** bei chronischen Erkrankungen der Leber und der Nieren, Reizbarkeit, Heißhunger, der nach wenigen Bissen ins Gegenteil umschlägt
- **Nux vomica D6:** bei Fütterungsfehlern, Vergiftungen, Erbrechen und Durchfall
- **Carduus marianus D6:** bei akuten und chronischen Lebererkrankungen, zur Anregung des Leberstoffwechsels, bei Bauchschmerzen, Übelkeit, Gelbsucht

<u>Pflanzlich</u>
- **Mariendistel:** krampflösend, leberschützend, galletreibend
- **Artischocke:** krampflösend, leberstärkend, galletreibend
- **Löwenzahn:** leberstärkend, gallebildend, stoffwechselanregend

- **Süßholzwurzel:** krampflösend, entzündungshemmend

Fütterung
- Schonkost mit wenig Fleisch und Fett, dafür etwas mehr Kohlenhydrate
- Vitamin B
- EMa oder Bokashi zum Aufbau der Darmflora, vor allem im Anschluss an eine Antibiose

*Hinweis: **H.c.c. (Hepatitis contagigonosa canis)** nimmt eine Sonderstellung unter den Lebererkrankungen ein und ist eine ansteckende Leberentzündung der Hunde. Gefährdet sind vor allem junge Hunde bis zum Alter von einem Jahr, bei denen eine fieberhafte Allgemeinerkrankung (Adenovirus) zu dieser Entzündung der Leber führt. Extrem akute Fälle können sogar innerhalb von zwei bis drei Tagen zum Tod des Tieres führen. H.c.c. gehört deshalb zu den sinnvollen Impfungen eines Hundes, die in Deutschland zum Standardprogramm gehört. Die Erkrankung tritt in Deutschland deshalb auch nur noch sehr selten auf.*

Endoparasiten

Endoparasiten sind Parasiten, welche die inneren Organe eines Tieres befallen. Betroffene Organe können vor allem der Magen und der Darm sein, jedoch auch Lunge, Leber, Herz oder Muskulatur können durch Parasiten befallen werden. Grob unterschieden wird in Helminthen (Würmer) und Protozoen (Einzeller).

Manchmal können Parasiten schon mit bloßem Auge erkannt werden, sonst stehen für die Diagnose Kot- und Blutuntersuchungen zur Verfügung.

1. Symptome

Die Symptome bei einem Befall mit Endoparasiten können recht unterschiedlich sein, je nachdem, um welche Parasitenart es sich handelt. Trematoden (sog. Saugwürmer) befallen die Leber und verursachen dabei mechanische und toxische Schäden. Es kann zu einer Hepatitis und den entsprechenden Symptomen kommen.

Zestoden (sog. Bandwürmer) kommen in der geschlechtsreifen Form im Darm vor und während der Finnenbildung in Leber, Lunge und Muskulatur. Bei starkem Befall kommt es zu Leistungsabfall, Blutarmut, Durchfällen und struppigem Fell.

Nematoden (sog. Faden- oder Ringwürmer) befallen hauptsächlich Magen, Darm oder auch Lunge und Herz, je nach Unterart. Entsprechend kann es zu diversen Magen-Darmerkrankungen kommen, von Durchfall und Erbrechen bis hin zu Magengeschwüren, Blutungen und Darmverlegung. Ist die Lunge befallen, kommt es zu einer parasitären Bronchitis, Pneumonie, Fieber bis hin zu Lungenödem oder -emphysem.

2. Häufigste Ursachen

- o   Übertragung von Tier zu Tier

- mangelnde Hygiene
- schwache Darmflora, auch durch Fütterungsfehler
- verseuchtes Futter (z.B. bei rohen Innereien)

3. Behandlungsansätze

Ist ein Hund oder eine Katze akut von Parasiten befallen, müssen zunächst entsprechende Antihelminthika (sogenannte Wurmkuren) eingesetzt werden. Da solche Wurmkuren jedoch auch den Darm schädigen, muss im Anschluss ein gezielter Aufbau der Darmflora erfolgen.
Regelmäßige Darmpflege dient gleichzeitig auch zur Vorbeugung.
Eventuell sollten hygienische Maßnahmen erfolgen. Zusätzlich kann naturheilkundlich unterstützt werden, sowohl während eines Parasitenbefalls als auch zur Vorbeugung.

Homöopathisch
- **Abrotanum D3**
- **Cina D3**

→ zur Umstimmung des Darmmilieus

Pflanzlich
- **Kürbiskerne**, gemahlen (1-2 Teelöffel zum Futter)
- **Möhren**, gerieben

Fütterung
- qualitativ hochwertiges Futter
- Obst- bzw. Apfelessig
- EMa oder Bokashi, vor allem im Anschluss an eine Behandlung mit sog. Wurmkuren. Später auch, um

die natürlichen Abwehrkräfte des Darms gegen Parasiten zu stärken.

Allergien (Magen-Darmtrakt)

Als Allergie wird eine Überempfindlichkeitsreaktion des Körpers bezeichnet.
Diese unphysiologische Reaktion erfolgt nach einer Sensibilisierung des Organismus durch zumeist körperfremde Stoffe.
Symptome können dabei lokal oder allgemein auftreten.
Man unterscheidet zwischen der echten Allergie, der Atopie (Neigung zu Überempfindlichkeitsreaktionen) und der Anaphylaxie (eine akute, krankhafte Reaktion des Immunsystems auf chemische Reize. Diese betrifft den gesamten Organismus).

1. Symptome

Die Symptome einer allergischen Reaktion sind sehr vielfältig und unterschiedlich, je nach Art der Allergie. Äußerliche Symptome können Rötungen, Ausschläge (Nesselsucht), Ekzeme, Bindehautentzündungen und Juckreiz sein. Andere Symptome sind Niesen, Husten, Tränenfluss, Atemnot, Erbrechen und Durchfall.
In sehr schweren Fällen kann es sogar zu einem anaphylaktischen Schock (stärkste allergische Reaktion vom Soforttyp) kommen. Vor allem bei Hunden können sich Allergien aber auch mit „mentalen" Symptomen manifestieren. Hyperaktivität, Nervosität, Aggression, Angst und Selbstverlet-

zungen wie exzessives Pfotenbenagen können Hinweise auf ein allergisches Geschehen sein.

2. häufigste Ursachen

- Inhalationsallergene: z.B. Haut- und Haarschuppen, Pollen, Sporen, Staub
- Kontaktallergene: z.B. Metalle, Kunststoffe, Farbstoffe, Arzneimittel
- Ingestionsallergene: z.B. Futtermittel, Farb- und andere Zusatzstoffe, Konservierungsmittel
- Injektionsallergene: z.B. Medikamente, Impfstoffe, Insektengifte
- Invasionsallergene: Parasiten, Bakterien, Viren, Pilze, Operationsimplantate

3. Behandlungsansätze

Im Folgenden sollen nun Behandlungsansätze für Allergien, die sich vor allem über den Magen-Darm-Trakt äußern, aufgezeigt werden.
Für eine erfolgreiche Behandlung muss zunächst abgeklärt werden, um welche Art von Allergie es sich handelt. Außerdem müssen die Ursachen (wenn möglich) ausgeschaltet werden.
In sehr schweren Fällen kann zunächst eine symptomatische Behandlung versucht werden, um die Symptome zu lindern. Dies wird jedoch nie zu einer Heilung führen.
Basis einer Behandlung bildet eine Darmflora-Umstimmung mit Bakterienpräparaten (z.B. Symbiopet) oder natürlich mit EM.

Homöopathisch
- **Nux vomica D6:** bei Übelkeit, Erbrechen, Gastritis, Reizbarkeit und Ungeduld
- **Antimonium crudum D12:** bei schwacher Verdauung, Aufblähung nach dem Fressen, Übelkeit und Erbrechen, Verstopfung im Wechsel mit Durchfall, Hautausschlägen und Ekzemen
- **Calcium carbonicum D6:** bei Milchunverträglichkeit, träger Verdauung, saurem Aufstoßen, saurem Erbrechen und Durchfall, Ekzemen, rascher Erschöpfung

Homöopathische Ausleitung über 4 bis 6 Wochen mit:
Spenglersan Entoxin Set G
Entgiftungsmittel Matrix-Entoxin G: 3x tgl. 5 Globuli
Ausleitungsmittel Fella-Entoxin G (Leber): 3x tgl. 5 Globuli
Ausleitungsmittel Uresin-Entoxin G (Niere): 3x tgl. 5 Globuli

Pflanzlich
- **Eibischwurzel:** reizmildernd, beruhigend, entzündungshemmend
- **Löwenzahn:** leberstärkend, gallebildend, stoffwechselanregend
- **Birkenblätter:** harntreibend, stoffwechselanregend, ausleitend über Nieren

Fütterung
- qualitativ hochwertiges Futter (ggf. Umstellung auf selbst gekochte Rationen)
- Eliminationsdiät bei Futtermittelallergie

- o Schleimbreie aus Haferflocken oder Leinsamenschleim
- o Heilerde (0,5 – 3 TL pro Tag)
- o Futter und Wasser aus Keramiknäpfen (Plastik oder Metall können Allergieauslöser sein)
- o EMa flüssig zum Futter, um die physiologische Magen-Darmflora zu stärken

Übersäuerung (Stress)

Als Übersäuerung (Azidose) wird ein Ungleichgewicht des Säure-Basen-Haushaltes des Körpers bezeichnet. Dabei überwiegen die Säuren im gesamten Organismus, vor allem im Blut und im Bindegewebe. Säuren wie auch Basen sind chemische Verbindungen und enthalten Wasserstoff (H).
Um zu sehen, ob eine Flüssigkeit sauer oder basisch ist, kann der sogenannte pH-Wert gemessen werden. Als neutral wird ein Wert von 7 bezeichnet. Werte, die über 7 bis 14 liegen sind Basen, Werte unter 7 bis 0 sind Säuren.

1. Symptome

Wenn der Säure-Basen-Haushalt auf Dauer gestört ist und basische Mineralsalze fehlen, werden im Körper zunehmend Säuren eingelagert.

Als Folge kann es zu Müdigkeit, Konzentrationsschwäche oder Stressanfälligkeit kommen. Bestehen schon körperliche Erkrankungen, so verschlechtern sich diese. Unter vielen Fachleuten herrscht die Ansicht, dass eine ständige

Übersäuerung des Körpers auch für die Entstehung vieler Krankheiten verantwortlich ist. So treten im Zusammenhang mit Übersäuerung häufig Magen-Darm Erkrankungen, Hauterkrankungen, Herz-Kreislauf-Störungen, Diabetes und auch Krebs auf.

Um zu überprüfen, ob der Organismus eines Tieres übersäuert ist, kann über eine Woche lang dreimal täglich mithilfe eines pH-Streifens der Urin-pH-Wert gemessen werden. Der pH-Wert bei Hunden und Katzen sollte im Idealfall und ohne Vorerkrankung ernährungsbedingt schwankend zwischen 5,5 und 7 liegen. Mittlerweile gibt es von einigen Labors auch schon die Möglichkeit, über ganz spezielle Urin-Checks eine grundsätzliche Übersäuerung feststellen zu lassen (befragen Sie dazu Ihren Tierarzt oder Tierheilpraktiker).
Ein weiterer Indikator kann die vermehrte Bildung von Zahnstein oder Oxalatsteinen im Harn sein.

(Anmerkung: Bei zu basischem Urin-pH-Wert und gleichzeitiger Übersättigung des Harnes mit Magnesium und Phosphor können ebenfalls Harnsteine [→ Struvitsteine] entstehen).

Eingeteilt wird die Symptomatik der Übersäuerung in drei Stadien:

Erstes Stadium

Müdigkeit • Schreckhaftigkeit • Aggressivität • Konzentrationsstörungen • Verspannungen

Zweites Stadium

Empfindlichkeit gegenüber äußeren Reizen (Licht, Kälte, Lärm etc.) • Muskelverspannungen und Krämpfe • Schlafstörungen • Darmträgheit oder Durchfälle • Maulgeruch

Drittes Stadium

Erschöpfung • Zunehmende Aggressivität • Infektanfälligkeit • Zahnfleischentzündungen • Saures Aufstoßen • Blähungen • Durchfälle • Haarausfall bzw. stumpfes Fell • Herz-Kreislauf-Störungen

2. Häufigste Ursachen

- Fütterungsfehler (vor allem Zucker und zu viele Kohlenhydrate, aber auch reine [Muskel-] Fleischfütterung)
- gestörte Organfunktionen (z.B. der Lunge, der Nieren, der Leber, des Darmes, des Magens)
- Stress (z.B. Über- oder Unterforderung, nicht artgerechte Haltung)

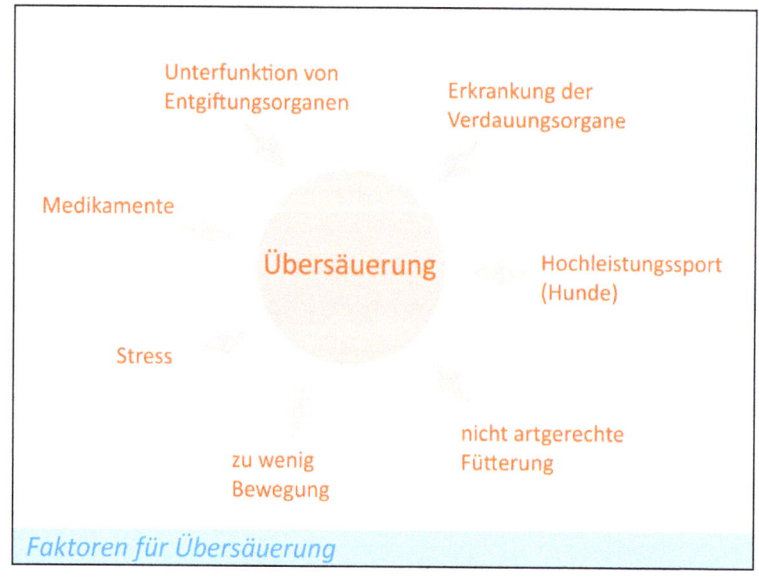

Faktoren für Übersäuerung

3. Behandlungsansätze

Für betroffene Tiere gilt es vor allem, die Haltungs- und Fütterungssituation zu überprüfen und entsprechend zu verbessern. Zu Beginn der Behandlung sollten die Tiere viel Ruhe bekommen und stressige Situationen vermieden werden. Außerdem ist auf ausreichende Bewegung an der frischen Luft zu achten, und die Tiere sollten ausreichend trinken.

<u>Homöopathisch</u> (hier in Form von Schüsslersalzen)
- Schüsslersalz Nr. 8 **Natrium Chloratum D6:** reguliert den Flüssigkeitshaushalt des Körpers, regt den Stoffwechsel an

- o Schüsslersalz Nr. 9 **Natrium phosphoricum D6:** puffert und neutralisiert Säuren, reguliert den Stoffwechsel
- o Schüsslersalz Nr. 23 **Natrium bicarbonicum D12:** bindet überschüssige Säuren, reguliert den Stoffwechsel

Pflanzlich
- o **Brennnessel:** stoffwechselanregend, blutreinigend, harntreibend
- o **Schafgarbenkraut:** verdauungsfördernd, harntreibend, anregend (Hinweis: nicht an trächtige Tiere verfüttern)
- o **Ackerschachtelhalm (Zinnkraut):** harntreibend, kräftigend, gewebefestigend
- o **Melisse:** beruhigend, magenstärkend, leberanregend

Fütterung
- o qualitativ hochwertiges Futter (stimmiges Verhältnis zwischen Fleisch, Getreide, Gemüse und Mineralien)
- o kein Zucker, wenig bis keine Kohlenhydrate
- o viel Wasser
- o Grüne Heilerde (0,5 – 3 TL pro Tag)
- o Anibio Basensalz
- o EMa flüssig zum Futter

Diabetes mellitus

Hinter diesem Begriff verbirgt sich die Zuckerkrankheit. Die Erkrankung ist die häufigste endokrine (hormonell bedingte) Erkrankung bei Hunden und Katzen, und es können Tiere jeden Alters und Geschlechts daran erkranken.
Kohlenhydratstoffwechsel, Fett- und Eiweißstoffwechsel sind bei Diabetes durch einen Mangel des Hormons Insulin beeinträchtigt.

1. Symptome

Betroffene Tiere haben starken Durst, sie trinken und urinieren dann entsprechend viel mehr als gesunde Tiere. Untersucht man den Urin im Labor, so findet sich darin vermehrt Zucker. Oft ist jedoch nicht nur der große Durst, sondern auch ein gesteigerter Appetit zu beobachten.
Das damit verbundene anfängliche Übergewicht geht jedoch relativ bald in eine Abmagerung über. Das Fell wird stumpf und struppig und kann teilweise sogar ausfallen. Die Tiere zeigen ein herabgesetztes Allgemeinbefinden und zeigen eine höhere Infektanfälligkeit.
Innerhalb relativ kurzer Zeit kann es zu einer Trübung der Linsen im Auge kommen, man spricht dabei von einem diabetischen Katarakt. Bei der älteren Hündin kann auch ein Zusammenhang mit der Läufigkeit, (Schein-)Trächtigkeit und Hormongaben bestehen.

2. Ursachen

- Fehlfunktion der Bauchspeicheldrüse
- Folge einer Entzündungen der Bauchspeicheldrüse
- das Überwiegen von Insulin-Gegenspielern
- Fehler bei der Fütterung, vor allem Überernährung
- Altersdiabetes

3. Behandlungsansätze

Grundsätzlich wird dem betroffenen Hund oder der betroffenen Katze Insulin verabreicht werden müssen, dessen Dosierung individuell anhand der Blut und Harnzuckerwerte eingestellt wird. Dazu muss das Tier einem Tierarzt vorgestellt werden.
Die Fütterung wird zeitlich auf die Insulingaben eingestellt. Außerdem sollte ausgewogen gefüttert (idealerweise kohlenhydrat- und fettarm) und eine Regulierung des Körpergewichts angestrebt werden.

Homöopathisch
- **Arsenicum album D12:** bei diabetischer Stoffwechselbelastung, Abmagerung, Schwäche
- **Syzygium jambolanum D4:** bei Erkrankungen des Pankreas, Diabetes mellitus
- **Jodum D6:** Diabetes infolge einer Pankreatitis, bei Abmagerung trotz großen Appetits, Pankreatitis

Pflanzlich
- Hintonia Pflanze: blutdrucksenkend, soll Blutzuckerspiegel beeinflussen

- ➢ als Fertigpräparat (z.B. Sucontral, Humantherapeutikum)
  - o Heidelbeerblätter: anregend, blutzuckersenkend, stopfend
  - o Geißraute (nur getrocknet): blutzuckersenkend, schweißtreibend

Fütterung
- o qualitativ hochwertiges Futter
- o leichtverdauliche Kohlenhydrate, wie z.B. Gerste
- o leichtverdauliche Eiweiße, wie z.B. Rind, magerer Fisch
- o spezielle Verdauungsenzyme bei Schädigung der Bauchspeicheldrüse
- o EMa flüssig zum Trinkwasser geben

9. Die Haut

Die Haut, ihre Funktion und Bedeutung, wird leider meist sehr unterschätzt.
Dabei wäre ein Leben ohne dieses „Organ" undenkbar, und es ist zudem äußerst schlecht zu ersetzen. Die Haut ist der Schutz unseres „Innersten" vor der Außenwelt. Die Größe der Außenhaut eines Menschen beträgt z. B. etwa 2 m². Schon Socrates beschrieb sie als „Spiegel des Darms" und Paracelsus bekräftigte diese Einschätzung immer wieder. Beim Wort „Haut" dachten diese beiden Philosophen aber auch schon an die Schleimhäute, die unseren Verdauungstrakt vom Mund bis zum After und die Lunge auskleiden. Auch diese Hohlorgane sind direkte Kontaktflächen zur Außenwelt. Verdauungstrakt und Lunge sind so gesehen Einstülpungen der Außenwelt in uns hinein.

Der Verdauungstrakt eines Menschen hat, je nach Berechnungsweise und Betrachtungsart, eine Oberfläche von 400 oder 4000 m², die Lunge 90 m². Ein Mediziner kann sich diese Schleimhäute mit den geeigneten Instrumenten ansehen, ohne dass er eine Haut durchstechen muss. Verdauungstrakt und Lunge sind somit als nach innen gezogene Außenwelt anzusehen.

Haut, wie auch Schleimhaut, haben drei Funktionen: Sie schützen das Lebewesen vor der Außenwelt und sind gleichzeitig Aufnahme- und Ausscheidungsorgan. Im Folgenden werden nun vorrangig die Störungen der Außenhaut beschrieben.

Hautkrankheiten gehören mittlerweile zu den häufigsten Erkrankungen unserer Zivilisation, und auch bei unseren Haustieren nimmt die Anzahl an Hautproblemen drastisch zu.

Erkrankungen der Haut, abgesehen von Verletzungen, sind auch meist ein Zeichen für eine massive Überlastung der Entgiftungsorgane. Sind die Nieren überlastet und können ihrer Aufgabe nicht vollständig nachkommen, wird zunächst der Darm weiter beansprucht, danach die Lunge und zuletzt die Haut. Die Unterstützung von Nieren, Leber und Darm stellt dementsprechend einen wichtigen Faktor bei der Behandlung von Hautproblemen dar.

Außerdem fungiert die Haut (und mit ihr bei Tieren das Fell) als ein „Spiegel der Seele". Das bedeutet, dass bei Hauterkrankungen auch Faktoren eine Rolle spielen, die über die Psyche der Tiere laufen. Deshalb sollte unbedingt auch immer ein Blick auf Fütterung, Haltung und Umgang geworfen werden. Die natürlichen Bedürfnisse unserer Haustiere zu erfüllen und somit eine artgerechte Haltung von Hunden und Katzen zu ermöglichen, ist unerlässlich, damit sie gesund bleiben.

Aufbau:

Die Haut besteht insgesamt aus drei Schichten: Oberhaut, Lederhaut und Unterhautzellengewebe.
Die *Oberhaut*, Epidermis, besteht aus einem mehrschichtigen Plattenepithel.

Die Epidermis teilt sich in Hornschicht, Stachelzellen- und Keimschicht auf, wobei die Keimschicht fortwährend neue Zellen bildet. Auch die Haare sind ein Bestandteil der Epidermis und bieten den Tieren vor allem Schutz gegen Kälte und Hitze. Jedes Tier hat, je nach Körperregion, verschiedene Arten von Haar (z.B. Deckhaar, Unterwolle, Tasthaare).

Die *Lederhaut* (Corium) besteht aus Bindegewebe, das reich an Blutgefäßen, Lymphgefäßen, Nerven und Fasern ist. Sie setzt sich zum einen aus der Papillarschicht und zum anderen aus der Netzschicht zusammen. In der Lederhaut erfolgt der Blut- und Säfteaustausch über die weitverzweigten Blut- und Lymphgefäße. Außerdem befinden sich hier viele Makrophagen, Leukozyten und Plasmazellen, die von großer Bedeutung für die Abwehrfunktionen der Haut sind!

Die *Unterhaut* (Subcutis) befindet sich unter der Lederhaut und besteht aus einer Art Geflecht aus kollagenen Bindegewebsbündeln.

In diesem Bindegewebe sind Fettzellen eingelagert und es befestigt die Haut an dem Gewebe, der Muskelhaut und dem Muskelgewebe darunter.
Das Unterhautfettgewebe dient als Schutz gegen Wärmeverlust, zur Ernährung und auch als Abdämmung gegen Druckeinwirkung.
Aus Haaranlagen bilden sich außerdem auch Hautdrüsen. Unterschieden werden hier die Schweißdrüsen und die Duftdrüsen. Dann gibt es noch Talgdrüsen, deren Hauptaufgaben der Schutz der Haut gegen Feuchtigkeit, Eindringen von Bakterien und vor Verdunstung ist.

Als Epidermisgebilde bezeichnet man Krallen und Ballen, die in einem Verhornungsprozess entstehen. Sie weisen im Prinzip die gleichen Schichten auf wie die sonstige Haut. Die Epidermisgebilde sind meist Schutzorgane!

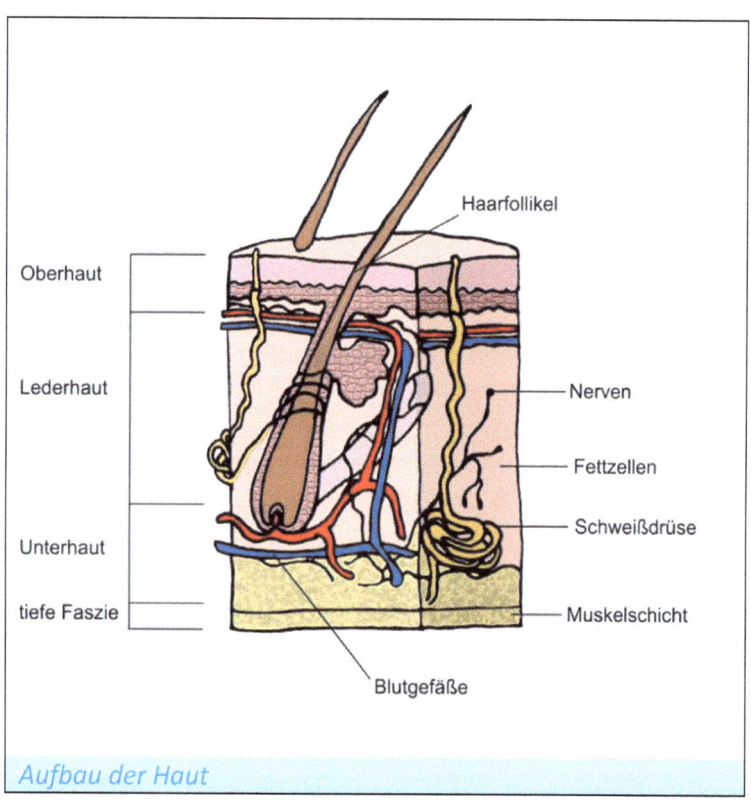

Aufbau der Haut

Funktionen:

Die Haut ist ein besonders wichtiges Organ und in seiner Gesamtheit zu betrachten. In erster Linie übt die Haut eine *Schutzfunktion* gegen chemische, mechanische und bakterielle Reize aus. Je nach Beanspruchung kann sie verschiedene Formen annehmen, wie z. B. als Krallen oder Haare.
Außerdem fungiert die Haut als *Sinnesorgan*, über welches unter anderem Schmerz, Temperatur und Berührung wahrgenommen werden.
Durch ihre Schweiß- und Talgdrüsen ist die Haut ein wichtiges Ausscheidungsorgan. Stoffwechselprodukte wie Salze, Fette, Harn- oder Kohlensäure werden durch die Haut aus dem Körper ausgeschieden.

Auf der anderen Seite speichert die Haut aber auch Fette, Mineralstoffe, Vitamine, Flüssigkeit und Blut und ist deshalb genauso ein *Speicherorgan!* Auch übernimmt die Haut eine wichtige Funktion als *Temperaturregulator*.
So gibt sie bei Hitze Flüssigkeit ab, die dann verdunstet und kühlt. Bei Hunden und Katzen geschieht dies jedoch hauptsächlich über die Ballen und den Zwischenzehenbereich, da bei diesen beiden Tierarten vor allem an dieser Stelle Schweißdrüsen liegen. Zusätzliche Kühlung verschaffen sie sich über das Hecheln. Bei Kälte wiederum richten sich die Haare auf, die Durchblutung wird angeregt und die Talgdrüsen werden regelrecht „ausgequetscht".

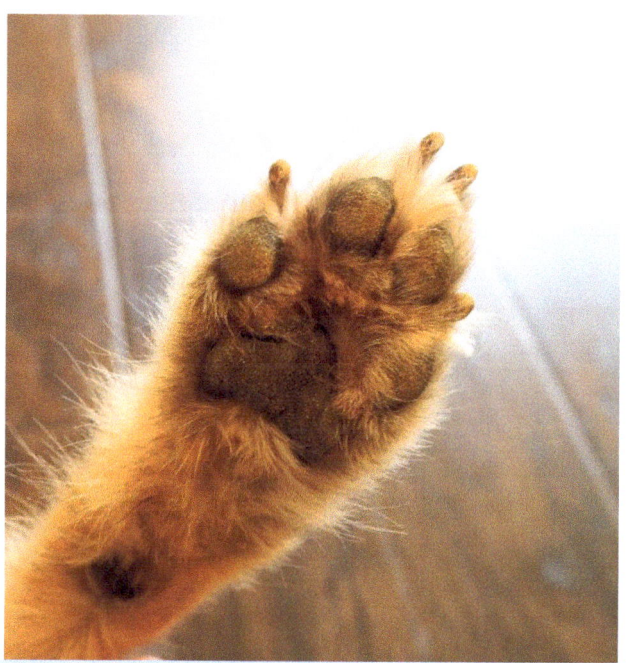
Pfote mit Ballen und Krallen

Durch ihren Bestandteil an immunologisch fungierenden Zellen gewährleistet die Haut eine Abwehr gegen Reize aus der Umwelt, Bakterien und Viren, Allergene und Pilze. Jedoch können über die Haut auch Stoffe ins Körperinnere transportiert werden. Diesen Vorgang nennt man *Resorption.*

Die *Ventilation* dagegen, die durch die Poren stattfindet, bezeichnet man auch als Hautatmung.
Für die Diagnostik einer Hauterkrankung ist es besonders wichtig zu wissen, mit welcher Veränderung eine Erkrankung begonnen hat. Also sollte man jeder noch so kleinen Veränderung der Haut oder des Fells Beachtung schenken.

Ein möglichst täglicher Check des gesamten Zustandes des Tieres ist deshalb sehr zu empfehlen. So sollte zum Beispiel Folgendes zur täglichen Routine werden:
- ✓ Abtasten des gesamten Körpers, besonders gründlich auch die Beine und zwischen den Zehen
- ✓ Kontrolle des Anus und der Genitalien
- ✓ Gibt es Wunden, Schwellungen oder erwärmte Körperstellen?
- ✓ evtl. schmerzempfindliche Partien aufspüren
- ✓ Sind Hautveränderungen zu sehen oder zu spüren?

Ursachen für Erkrankungen der Haut können dann wie folgt eingeteilt werden:
- parasitär • thermisch • bakteriell • chemisch • mykotisch
- traumatisch • allergisch • hormonell

Hautveränderungen

Wichtigste Veränderungen der Haut, die es zu unterscheiden gilt, sind:

Primäreffloreszenzen:

- *Macula:* der Fleck
- *Papula:* die Papel - feste, stecknadelkopf- bis linsengroße, bisweilen eingedellte Knötchen
- *Nodulus:* das Knötchen - solide Erhebung von mehr als 1cm Durchmesser
- *Urtica:* die Quaddel - umschriebenes, erhabenes Ödem der Haut

- *Bulla:* die Blase
- *Vesica:* das Bläschen
- *Pustula:* die Pustel - eitergefülltes Bläschen oder eine Blase, deren Inhalt durch Leukozyten getrübt ist
- *Neoplasma:* der Tumor
- *Zyste:* abgegrenzter Hohlraum
- *Abszess:* fluktuierende Veränderung im Corium oder der Subcutis

Sekundäreffloreszenzen :
(entstehen aus den Primäreffloreszenzen durch Umwandlung, Entzündung, Rückbildung oder Abheilung)

- *Rhagade:* die Schrunde
- *Geschwüre:* tiefer Epidermisverlust
- *Crusta:* Kruste, bei fehlender Hornschicht
- *Atrophie:* gleichmäßige Verdünnung aller Hautschichten
- *Lichenifikation:* Vergrößerung und Verhärtung der Hautfelder, oft „lediger" Charakter"
- *Pachydermie:* Verdickung und Verhärtung der Haut infolge interstitieller Bindegewebshypertrophie
- *Akanthose:* Verbreiterung der Stachelzellschicht und starke Hyperpigmentation
- Squama: die Schuppe
- *Colorette:* der Schuppenkranz
- *Erosion:* oberflächliche, nässende Effloreszenz mit Gewebsverlust
- *Ulcus:* das Geschwür
- *Fissur:* Spalte, Furche, Riss

- *Alopezie:* Haarausfall ohne Veränderung der Haut
- *Nekrose:* Veränderung des Gewebes nach Zelltod
- *Kallus:* Schwiele, neu gebildeter Knochen
- *Komedon:* der Mitesser
- *Hyperkerathose:* Verdickung der Hornschicht der Haut
- *Hypopigmentation:* Pigmentverlust
- *Hyperpigmentation:* vermehrte Pigmentation
- *Erythem:* entzündliche Rötung der Haut
- *Akne:* Erkrankung der Talgdrüsen mit Verschluss der Ausführungsgänge

10. Wund- und Hautpflege

Wenn wir hier über Hautpflege sprechen, meinen wir die Außenhaut, nicht die Schleimhäute. Diese Haut hat eine äußere Schicht, die uns hart und abweisend erscheint. Je nach Körperstelle ist sie mehr oder weniger verhornt und bietet Schutz gegen mechanische Einwirkungen.
Überschreitet die Einwirkung die „Haltbarkeitsgrenze", werden kleine Wunden sichtbar, es fließt etwas Blut, das aber sofort gerinnt. Ist die Einwirkung noch größer und wirkt bis unter die Haut, entstehen größere Wunden oder bei stumpfen Einwirkungen Hämatome. Beide Erscheinungen teilen mit, dass Blutgefäße gerissen sind.
Vor der Beeinträchtigung liegt aber der ganz normale Alltag ohne Gewalteinwirkung.

Die Haut hat neben der Schutz- auch eine Stoffwechselfunktion. Damit dieses lebende System funktionieren kann, ist auch die Haut von sehr vielen unterschiedlichen Mikroben besiedelt. (Literaturhinweis: Jörg Blech, „Der besiedelte Mensch"). Deren bevorzugtes Lebensmilieu ist leicht sauer, was bedeutet, dass Milchsäurebakterien dort dominieren sollten. Seifen und andere Reinigungsmittel, die wir heute so gerne benutzen, sind aber überwiegend alkalisch. Sie zerstören somit den „Säureschutzmantel" der Haut, beeinträchtigen damit die gesunden Hautfunktionen. Aus dieser Überlegung bietet es sich an, beim Waschen und zur Pflege der Haut milchsäurebetonte Mittel einzusetzen. Wer es einfach und sehr praktikabel haben will, besprüht sein Tier (und auch sich selbst) ab und zu mit einer EM-Verdünnung.

Zur Reinigung reicht im Regelfall normales Wasser ohne Zusätze. Ist die Haut des Tieres sehr schuppig oder sehr fettig, weist das auf grundsätzliche Stoffwechselstörungen hin. Diese kann man nicht auf der Haut regulieren, sondern über die Verdauung mit EM flüssig und Bokashi.

Hat sich die Verdauung wieder eingespielt, verschwinden die unerwünschten Hauterscheinungen.
Eine gesunde Mikrobenstruktur auf der Haut sorgt auch für „saubere" Haut. Frei lebende Hunde und Katzen wälzen sich in Staub und besiedeln dadurch immer wieder sehr intensiv ihre Haut mit den Mikroben, die sie braucht.

Hautdefekte

Hautprobleme durch Parasiten- oder Pilzbefall und (schwer heilende) Wunden sind häufig auch schulmedizinisch behandlungsbedürftig.
Aber auch hierbei sollte man grundsätzlich die Selbstheilungskräfte des befallenen Tieres anregen, weil die Anomalie darauf hinweist, dass das Immunsystem nur eingeschränkt arbeitet. Die Erfahrung zeigt, dass die erste Maßnahme immer die ist, an den betroffenen Hautstellen die erwünschte Mikrobenstruktur wiederherzustellen. Es erstaunt immer wieder, wie die Tiere es zulassen oder sogar genießen, dass man sowohl Wunden als auch andere Anomalien der Haut mit purem EM pflegt. Macht man bei sich selbst das Experiment und spült eine Wunde mit EM, so brennt und beißt die Milchsäure im ersten Moment sehr unangenehm. Die meisten Tiere nehmen das trotzdem ger-

ne hin, weil sie wohl instinktiv wissen, dass diese Unannehmlichkeit nur kurz anhält. Im Anschluss besiedeln nämlich die erwünschten Mikroben die Wunde, die verpilzte Stelle oder was auch immer an Anomalien auftritt.
Dann lässt die Belästigung nach. Man sollte dabei allerdings auch nie vergessen, EM ins Verdauungssystem einzuschleusen.

Hautwunden

Symptome

Hautwunden bluten meist nur wenig und kommen am Kopf, dem Rumpf oder den Beinen vor. Im Normalfall verlaufen sie ohne Schwellungen.
Schürfwunden sind meist flächige Verletzungen, die vor allem an Hüfthöckern, Kopf, Knie- oder Ellbogengelenk, Sprung- oder Vorderfußwurzelgelenk vorkommen. Die Oberfläche der Haut ist abgeschabt und tiefere Wunden können auch stark bluten.
Bei *tiefen Wunden* sickert, tropft oder spritzt das Blut. Auch klaffende Wunden können manchmal vorkommen, z. B. in Gelenknähe. Wichtig ist zu unterscheiden, ob das Blut eher langsam sickert und dunkelrot ist (es handelt sich um eine verletzte Vene) oder ob das Blut hellrot und stoßweise aus der Wunde spritzt (Achtung: Arterie ist verletzt).

Häufigste Ursachen

- Stoß

- Tritte, Bisse
- Hängenbleiben
- Sturz auf hartem Untergrund
- Vorbeischrammen an festen Gegenständen
- Unfälle
- Verletzungen durch Zäune oder Draht

Behandlungsansätze

Wenn die Wunde nicht genäht werden muss, kann zunächst mit sauberem Wasser oder isotonischer Kochsalzlösung die Wunde gereinigt werden. Vor allem bei tiefen Wunden kann das Anlegen eines Wundverbands sinnvoll sein.

Homöopathisch
- **Arnica D6:** bei Verletzungen, Verstauchungen, Quetschungen und Blutungen
- **Ledum D6:** bei Stich- oder Bisswunden
- **Calendula D12:** bei allen Arten von Verletzungen, Risswunden, Wundheilungsstörungen
- **Hypericum D6:** bei frischen Verletzungen mit Nervenschädigung, Quetschungen, Stichwunden

Pflanzlich (äußerlich)
- **Kamille:** wundheilend, entzündungshemmend, antiseptisch
- **Calendula:** wundheilend, entzündungshemmend, antiseptisch
- **Beinwellsalbe:** blutstillend, gewebebildend, wundheilend

- **EM**: flüssige Lösung, gerne als „Hautspray"

Fütterung
- Zink als Futterergänzung

Dermatitis

Bei der Dermatitis handelt es sich um eine Entzündung der Haut, welche die oberen und auch tieferen Hautschichten betrifft. Die Dermatitis kann durch äußerliche Einwirkungen entstehen, wobei auch Sekundärinfektionen mit Bakterien oder Pilzen möglich sind. Sie kann lokal oder generalisiert auftreten.

Symptome

Eine Dermatitis zeigt sich durch Veränderungen wie haarlose oder verklebte Flächen, Juckreiz und Entzündung. Es kann zu Rötung, Schwellung und Wärme der Haut kommen, aber auch zu Bläschen, Schuppen, Knoten etc. Sind Bakterien beteiligt, finden sich auch eitrige Veränderungen. Betroffene Tiere kratzen, wälzen oder belecken sich zudem auffällig.

Häufigste Ursachen

- Fütterungsfehler
- Stress
- mangelhafte Pflege
- Ektoparasiten

- thermische Auslöser: z.B. Sonnenbrand, Verbrennung
- mechanische Auslöser: z.B. Verschmutzung, Kratzen, Scheuern
- chemische Auslöser: z.B. Wasch-, Dünge-, oder Pflanzenschutzmittel

Behandlungsansätze

Zunächst wird die Ursache der Erkrankung ermittelt und nach Möglichkeit beseitigt. Es folgen Maßnahmen gegen die Entzündung und vor allem gegen den Juckreiz. Die Haltung muss gegebenenfalls verbessert werden. Betroffene Hautareale können geschoren werden.

Homöopathie
- **Sulfur D6:** (Reaktionsmittel) bei struppigem Fell, trockener Haut, juckenden Hautausschlägen
- **Graphites D12:** bei trockener, rissiger Haut, Ekzemen, Rhagaden
- **Cardiospermum D4:** bei allergischen Dermatosen, Ekzemen mit Juckreiz
- **Calcium carbonicum D12:** bei spröder und rissiger Haut, Ekzemen
- **Arsenicum album D6:** bei Juckreiz und Brennen der Haut, Ekzemen

Pflanzlich (äußerlich)
- **Johanniskrautöl:** juckreizlindernd
- **EM:** flüssige Lösung, gerne als „Hautspray"

Pflanzlich (innerlich und äußerlich)
- **Calendula:** wundheilend, entzündungshemmend, antiseptisch
- **Kamille:** wundheilend, entzündungshemmend, antiseptisch
- **Ackerschachtelhalm (Zinnkraut):** zusammenziehend, gewebefestigend, harntreibend

Fütterung
- Ernährungsumstellung auf qualitativ hochwertige Nahrung
- Vitamin A und E
- Leinöl (enthält essentielle Fettsäuren und Vitamin E)
- Bierhefe (positive Wirkung auf die Darmflora, enthält B-Vitamine)
- Zink und Biotin
- EMa flüssig zum Trinkwasser oder Futter geben

Allergien (Haut)

Auch bei Allergien, die sich über die Haut äußern, steht die Überempfindlichkeitsreaktion des Körpers im Vordergrund. Typische allergische Reaktionen der Haut sind das sogenannte Ekzem (oft mit Neigung zu Chronizität) und die Nesselsucht bzw. Urtikaria, als anaphylaktische Sofortreaktion. Betroffen ist jedoch immer der gesamte Organismus.

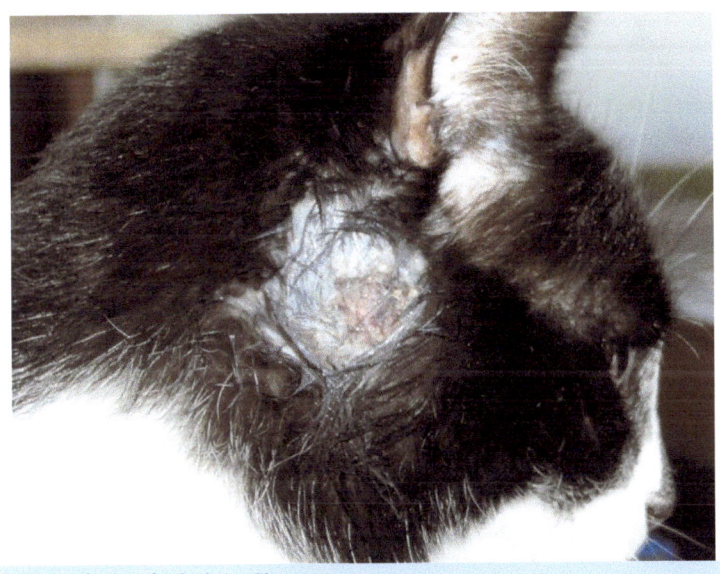
Hautekzem bei einer Katze

Symptome

Bei allergischen Ekzemen kommt es zu Juckreiz und Rötung der Haut und manchmal auch zu Haarausfall. Auch Schuppen, Knötchen, Pusteln oder Bläschen können auftreten.

Die Symptomatik kann sich lokal zeigen oder generalisiert. Durch starkes Kratzen entstehen häufig Sekundärinfektionen mit Bakterien oder Pilzen.
Häufig auftretende Ekzeme bei Hund und Katze sind das chronische Rückenekzem, Ohrrandekzeme, Kontaktekzeme, das Zwischenzehenekzem und auch das Schmutzekzem.
Bei der Akut-Reaktion „Nesselsucht" kommt es schon kurze Zeit nach dem Kontakt mit dem Auslöser zu Quaddelbildung, die sich über den gesamten Körper ausbreiten kann. Über den Quaddeln sind die Haare meist gesträubt, die Haut gerötet. Der Allgemeinzustand muss im Auge behalten werden, da es im Verlauf der Erkrankung auch zu einem anaphylaktischen Schock kommen kann.

Häufigste Ursachen

- Inhalationsallergene: z.B. Haut- und Haarschuppen, Pollen, Sporen, Staub
- Kontaktallergene: z.B. Metalle, Kunststoffe, Farbstoffe, Arzneimittel
- Ingestionsallergene: z.B. Futtermittel, Farb- und andere Zusatzstoffe, Konservierungsmittel
- Injektionsallergene: z.B. Medikamente, Impfstoffe, Insektengifte
- Invasionsallergene: Parasiten, Bakterien, Viren, Pilze, Operationsimplantate

Behandlungsansätze

Für eine erfolgreiche Behandlung muss zunächst abgeklärt werden, um welche Art von Allergie es sich handelt. Außerdem müssen die Ursachen (wenn möglich) ausgeschaltet werden.
In sehr schweren Fällen kann zunächst eine symptomatische Behandlung versucht werden, um die Symptome zu lindern. Dies wird jedoch nie zu einer Heilung führen.
Basis einer Behandlung bildet eine Darmflora-Umstimmung mit Bakterienpräparaten (z. B. EM, Symbiopet etc.).

Homöopathisch
- **Apis D4:** bei allen Beschwerden, die einem Bienenstich ähneln, bei roten/ödematösen Schwellungen der Haut, Nesselsucht, Insektenstichallergie
- **Cardiospermum D3:** bei allergischen Dermatosen, Ekzemen, Neurodermitis, Nesselsucht, Heuschnupfen
- **Cantharis D6:** bei nässenden Ekzemen mit Bläschenbildung, Juckreiz
- **Graphites D12:** bei trockener, rissiger Haut, Ekzemen
- **Urtica D4 oder D6:** bei Nesselsucht, Hautausschlägen, Juckreiz

Homöopathische Ausleitung über 4 bis 6 Wochen mit:
Spenglersan Entoxin Set G
Entgiftungsmittel Matrix-Entoxin G: 3x tgl. 5 Globuli
Ausleitungsmittel Fella-Entoxin G (Leber): 3x tgl. 5 Globuli
Ausleitungsmittel Uresin-Entoxin G (Niere): 3x tgl. 5 Globuli

Homöopathisch (äußerlich)
- Cardiospermum-Salbe

Außerdem kann für ein stabiles Hautmilieu (Hautflora) äußerlich EM-Hautspray aufgetragen werden.

Fütterung
- qualitativ hochwertiges Futter (ggf. Umstellung auf selbst gekochte Rationen)
- Eliminationsdiät bei Futtermittelallergie
- je nach Allergie Reduzierung von Eiweiß oder Kohlenhydraten
- Futter und Wasser aus Keramiknäpfen (Plastik oder Metall können Allergieauslöser sein)
- Zink, Biotin
- Vitamin E
- EMa flüssig zum Trinkwasser geben

Pyodermie

Bei einer eitrigen Entzündung der Haut sprechen wir von Pyodermie.
Pyodermien werden noch in verschiedene Unterarten eingeteilt. Intertrigo (Hautfaltenpyodermie) tritt entsprechend vor allem im Bereich von Hautfalten auf. Impetigo ist eine oberflächliche Pyodermie, welche bei Welpen und Junghunden auftritt. Dann gibt es noch die Follikulitis, bei der es zu kleinen Abszessen in den Follikeln der Haare kommt, vor allem im Bereich der Achseln und Schenkel, am Rücken, den Gliedmaßen oder dem seitlichen Brustkorb.

Symptome

Die Pyodermie kann grundsätzlich oberflächliche als auch tiefliegende Hautschichten betreffen. Die Entzündung kann lokal begrenzt sein, aber auch großflächig generalisiert. Unterschieden wird zudem in den akuten und den chronischen Verlauf.

Je nach Art der Pyodermie kommt es im Verlauf zu Hautrötungen, entzündlich eitrigen Reaktionen, Abszessen oder Pusteln mit honigfarbenem Sekret.

Häufigste Ursachen

- Infektionen mit Eitererregern (Staphylokokken, Streptokokken)
- Aufeinanderreiben der Haut zusammen mit Feuchtigkeit und Wärme
- Haltungsmängel
- Fütterungsfehler
- Parasiten

Behandlungsansätze

Zunächst müssen die Eitererreger bekämpft werden, damit es nicht immer wieder zu einer Reinfektion kommt. Dazu können betroffene Areale auch geschoren werden. Haltung und Pflege müssen überprüft und ggf. verbessert und das Immunsystem sollte gestärkt werden.

Homöopathisch
- **Hepar sulfuris D6:** bei eitrigen Entzündungen, nach Eröffnung von Abszessen, Pyodermie mit Staphylokokkeninfektion, Bläschen und Pusteln
- **Silicea D12:** bei der Neigung zu Eiterungen, Abszessen, Fisteln und unzureichendem Mineralstoffwechsel
- **Myristica sebifera D4:** "homöopathisches Messer", da eröffnende Wirkung bei Abszessen, bei eitrigen Entzündungen
- **Echinacea D6:** zur Steigerung der körpereigenen Abwehr, bei eitrigen Wunden, Abszessen

Pflanzlich (äußerlich)
- **Kamille:** wundheilend, entzündungshemmend, antiseptisch
- **Calendula:** wundheilend, entzündungshemmend, antiseptisch
- **Echinacea:** entzündungshemmend
- **EM:** flüssige Lösung, gerne als „Hautspray"

Pflanzlich (innerlich)
- **Echinacea:** aktivierend, Immunsystem anregend
- **Zinnkraut:** zusammenziehend, gewebefestigend, harntreibend

Fütterung
- qualitativ hochwertiges Futter
- Zink
- Vitamine E und A

- Bierhefe
- EMa flüssig zum Trinkwasser oder Futter geben

Hautpilz

Eine Infektion mit Hautpilz bezeichnet man auch als Dermatomykose. Zu den häufigsten Arten der Hautpilzinfektion zählten die Mikrosporie und die Trichophytie.

Symptome

Beim Hautpilz kommt es häufig zu kreisrundem, manchmal zu diffusem Haarausfall und starkem Juckreiz der Haut. Die Erkrankung lokalisiert sich recht häufig am Kopf und den Gliedmaßen. Bei der Trichophytie bilden sich zudem oft Knötchen oder kleine Blasen, die auch aufplatzen können. Bei der Mikrosporie ist die Haut gerötet, schuppig und es können sich Knötchen bilden. In der Mitte der kahlen Stellen bilden sich weißliche Beläge.

Hinweis: Hautpilz kann auch auf den Menschen übertragen werden (sog. Zoonose)!

Häufigste Ursachen

- Fadenpilze (Mikrosporum spp., Trichophyton spp.)
- schwaches Immunsystem
- Haltungsfehler (vor allem hygienische Mängel)
- Fütterungsfehler

- Auftreten als Sekundärinfektion, z. B. bei chronischen Hauterkrankungen
- nach Antibiotika-Einnahme

Behandlungsansätze

Grundlegend muss ein Aufbau des Immunsystems erfolgen, vor allem über einen gezielten Darmaufbau. Haltung, Pflege und Fütterung müssen überprüft und ggf. optimiert werden. Die Erreger sollten gezielt bekämpft und dabei auch die Umgebungsdesinfektion nicht vergessen werden.

Homöopathisch
- **Sulfur D6**: bei juckenden Hautausschlägen, trockener Haut
- **Sepia D8**: bei Pilzerkrankungen, chronischen Hautausschlägen
- **Echinacea D4**: zur Steigerung der körpereigenen Abwehr
- Nosodentherapie mit **Mikrosporie-Nosode D30** oder **Trichophytie-Nosode D30**

Pflanzlich (äußerlich)
- **Calendula**: wundheilend, entzündungshemmend, antiseptisch
- **Echinacea**: entzündungshemmend
- **Obstessigwasser**: desinfizierend
- **Propolis**: entzündungshemmend, antibakteriell, antimykotisch (jedoch nicht bei Katzen anwenden!)
- **EM**: flüssige Lösung, gerne als „Hautspray"

Pflanzlich (innerlich)
- **Echinacea**: aktivierend, Immunsystem anregend
- **Zinnkraut**: zusammenziehend, gewebefestigend, harntreibend

Fütterung
- qualitativ hochwertiges Futter
- Kohlenhydrate reduzieren
- Obstessig
- Anibio Basensalz
- EMa oder Bokashi flüssig zum Futter geben

Ektoparasiten

Ektoparasiten befallen die Haut. Sie können auf und in der Haut vorkommen.
Unterschieden werden solche Parasiten, die ihren Wirt zur Nahrungsaufnahme oder für bestimmte Entwicklungsstadien nutzen, und solche, die ständig auf ihrem Wirt leben.

> *Kommentar von Ernst Hammes:*
>
> *Alle Parasiten befallen kränkelnde Tiere öfter und intensiver als gesunde. Diese Praxiserfahrung zeigt sehr gut die grundlegenden Wesenszüge der Parasiten. Wenn man sie nicht nur als Bedrohung ansieht, könnte man sie auch als „Problemanzeiger" benennen. Sie zeigen uns nämlich, dass ein Tier krank ist. Entfernen wir die Parasiten, ist also das Problem nicht gelöst, sondern die „Warnlampe" nur erloschen. Gerade Hunde- und Katzenbesitzer, deren Tiere viel im*

Freien sind, haben im Sommer und Herbst Probleme mit Zecken. Im Regelfall berichten die Tierbesitzer schon kurze Zeit, nachdem sie EM mit in die Fütterung integriert haben, dass der Befall wesentlich sinkt.

Die Wissenschaft beschreibt, dass gerade Zecken auf flüchtiges Ammoniak reagieren. Somit kann man die Wirkung von EM auf Zecken sehr gut erklären. Tiere mit gestörtem Verdauungssystem weisen Fäulnis im Darm auf, welche immer Ammoniak freisetzt. Dieses nervenschädigende Gas entweicht durch die Darmwand ins Blut, belastet sehr stark die Leber und Nieren, dringt aber auch durch die Haut nach außen. So erfahren die Zecken, dass ein krankes Tier vorbei kommt, lassen sich fallen und beißen sich fest. Ähnliche Mechanismen kennen wir von Flöhen und Milben. So sollte jede Parasitenbehandlung mit einer Optimierung der Verdauung einhergehen.

Symptome

Das häufigste und „quälendste" Symptom bei einem Befall mit Ektoparasiten ist der Juckreiz, der zum einen durch die Bewegung und zum anderen durch die Stoffwechselprodukte der Parasiten entsteht. Infolge des Juckreizes zeigt sich entsprechend häufiges Kratzen, Belecken oder auch Scheuern. Es kann zu Haarausfall kommen. Haben wir es mit einem extrem starken Befall zu tun, so kann sich dies auch mit einem gestörten Allgemeinbefinden und Leistungsabfall zeigen. Bei blutsaugenden Parasiten kann es sogar bis zu einer Anämie (Blutarmut) kommen. Je nach Art der Parasiten besteht auch die Gefahr einer Krankheitsübertragung, wie z. B. durch Zecken (Borreliose, Babesiose etc.). Manche Parasiten sind schon mit den bloßen Augen zu erkennen, andere werden z. B. über ein Hautgeschabsel im Labor diagnostiziert.

Häufigste Ursachen

- schwaches Immunsystem
- Fütterungsfehler
- Haltungsfehler (vor allem hygienische Mängel)
- Insekten: Flöhe, Läuse, Haarlinge, Diptera (Fliegen, Mücken, Bremsen etc.)
- Spinnentiere: Zecken und Milben

Behandlungsansätze

Beim Befall mit Ektoparasiten sollte auf jeden Fall das Immunsystem gestärkt werden. Dann steht die Bekämpfung der Ursache an, wobei auch eine Umgebungsdesinfektion nicht vergessen werden darf. Vorbeugend können biologische Spot-on verwendet werden, wie zum Beispiel Canina Petvital „Verminex" oder Anibio „Melaflon". Diese werden regelmäßig auf die Haut der Tiere aufgetragen.
Für die Umgebungsdesinfektion eignet sich beispielsweise dazu passend der Canina „Petvital Bio-Insect-Shock" oder das Anibio „Umgebungsspray-Ungezieferspray".

Homöopathisch

- **Arsenicum album D6:** bei Jucken und Brennen der Haut, großer Unruhe
- **Psorinum D6:** bei trockener Haut und Ekzemen

- **Sulfur D6:** zur Sanierung des Hautmilieus, bei Jucken und Brennen der Haut
- **Apis D6:** bei roten, ödematösen Schwellungen, Beschwerden, die einem Bienenstich ähneln

Pflanzlich (äußerlich)
- **Calendula** (auch als Salbe): wundheilend, entzündungshemmend, antiseptisch
- **Obstessigwasser:** desinfizierend

Pflanzlich (innerlich)
- **Echinacea:** aktivierend, Immunsystem anregend

Fütterung
- Qualitativ hochwertiges Futter
- Vitamin- und Mineralhaushalt überprüfen und ggf. ausgleichen
- Bierhefe (auch als Vorbeugung gegen Zecken)
- Obstessig
- EMa flüssig oder Bokashi zum Futter geben

Verfilztes Haar kann bei Tieren zu Entzündungen führen

Zufrieden liegt Mika, die Katze, auf dem weißen Sofa. Weniger zufrieden ist das Frauchen. Denn nachdem Mika ihren Logenplatz verlassen hat: Nichts als Haare auf dem Sofa. Jeder Quadratzentimeter Fell einer Katze hat bis zu 25.000 Haare. Hunde haben maximal nur bis zu 9.000 Haare je Quadratzentimeter Fell, erklärt Henriette Mackensen von der Akademie für Tierschutz in Neubiberg bei München.

Das Fell ist ein wichtiger Indikator für die Tiergesundheit. Ist es struppig, gibt es haarlose Stellen, bilden sich Schuppen oder zeigen sich Veränderungen in der Farbe, sollte der Halter das als Warnsignal verstehen.

Die Haut, so eine alte Weisheit, ist das Spiegelbild des Darms. Zeigen Haut und/oder Fell Veränderungen, sollte man über eine Unterstützung des Verdauungssystems nachdenken und natürlich auch die Haut oder das Fell von außen fachgerecht pflegen.

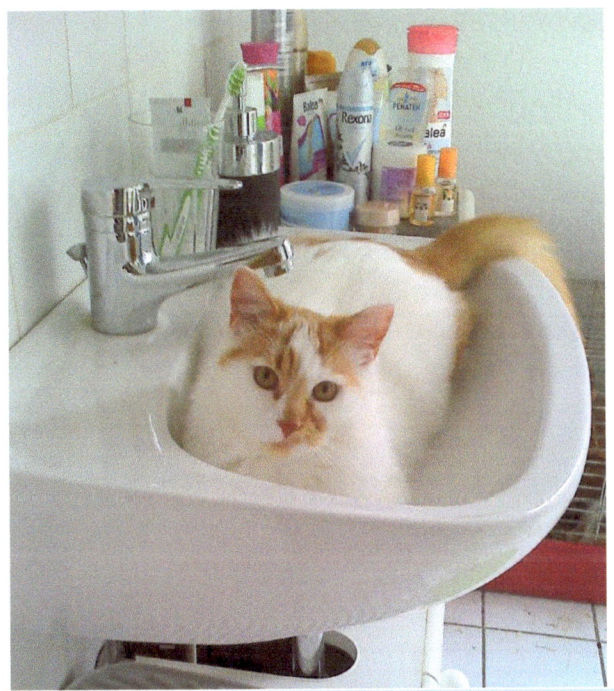

Da Katzen normalerweise sehr wasserscheu sind, kann man zur Reinigung als Alternative das Fell mit einer EM-Lösung besprühen.

11. Umgebungsdesinfektion

Wer Tiere im Haus hält, wird auch immer vor ein hygienisches Problem gestellt. Hunde und Katzen bringen Haare, Dreck, Gerüche und auch Bakterien und Parasiten mit ins Haus. Bis zu einem gewissen Maße schadet dies weder den Tieren noch uns Menschen. Je nach Erreger und auch Abwehrlage des Immunsystems von Mensch und Tier kann es aber auch zu Erkrankungen kommen. Deshalb müssen Katzentoilette, Hundekörbchen und Co. natürlich ab und an gereinigt werden.

Besondere Hygiene ist im Falle einer Erkrankung einzuhalten, sei es beim Tier oder seinem Halter. Viele chemische Reiniger schaden jedoch dem menschlichen oder tierischen Organismus und vor allem auch der Umwelt. Häufig benutzte chemische Desinfektionsmittel führen unter anderem auch dazu, dass Bakterien mit der Zeit resistent werden. Deshalb sollte man auch bei der Umgebungsdesinfektion häufiger auf natürliche Alternativen zurückgreifen.
So bieten sich vor allem Essigreiniger und, nicht zu vergessen, die Effektiven Mikroorganismen zur Reinigung an.

Was alles mit EM gereinigt werden kann, soll das Schaubild auf der nächsten Seite verdeutlichen.

Mit EM gereinigt werden können zum Beispiel:

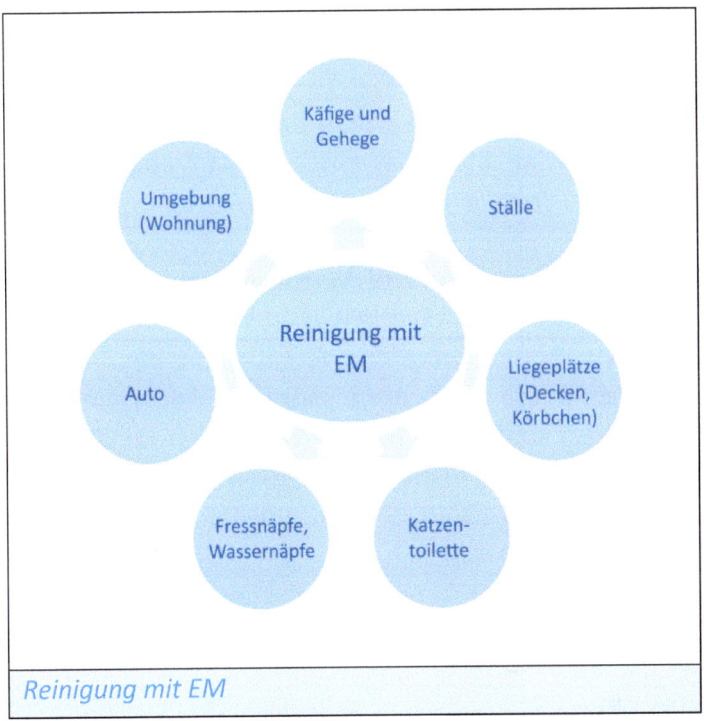

Reinigung mit EM

Was ist sinnvolle Hygiene?
(von Ernst Hammes)

Alle Oberflächen auf dieser Welt sind von Mikroben besiedelt. Jeder Fußboden, Hunde- oder Katzendecke, Tisch, Telefonhörer, jede Haut, Schleimhaut oder Bettdecke sowie jedes Fell hat einen lebendigen Belag. Wären Mikroben rot, wäre die ganze Welt rot.
Alle Stäube in der Luft sind von Mikroben besiedelt. Räume mit weniger als 10.000 Staubteilchen pro Kubikmeter Luft

> nennen wir staubfrei. Ein Mensch gibt pro Minute zwei Millionen Partikel (z. B. abgestorbene Hautschuppen) ab. Jede desinfizierte Oberfläche wird in Sekunden wieder von Mikroorganismen besiedelt.
>
> Es wurden bereits im Weltraum und auch in 3 km Tiefe in der Erde lebende Mikroben entdeckt. Mikroben überleben für sie lebensfeindliche Situationen in einem Sporenstadium.
>
> Desinfektion ohne bewusste Neubesiedelung erscheint unter diesen wissenschaftlich bewiesenen Umständen sinnlos. Unter www.reinraumprodukte.de finden Sie die Richtlinien, nach denen heute die Begriffe „staubfrei" oder "mikrobenfrei" definiert sind. Diese Richtlinien wurden für die Industrie (Mikroelektronik, Pharma, Lebensmittel u. a.) entwickelt. Ob diese Gedanken sinnvoll sind, möchten wir jedoch Ihrer Beurteilung überlassen.

Die erste Maßnahme zur Umgebungsdesinfektion ist immer, eine angemessene Sauberkeit herzustellen. Sauberkeit wie im Wohnzimmer oder in der Küche wird sich im Hunde- oder Katzenkörbchen natürlich nicht herstellen lassen.

Sauberkeit kann nie heißen, dass man Sterilität erzeugt, weil diese sich nicht aufrechterhalten lässt. Stattdessen sollten Sie darauf achten, dass möglichst wenig organische Substanz und kein Dreck in Massen herumliegen. Dazu kommt: *Möglichst viele positive Mikroben auf allen Oberflächen, damit für die krankmachenden kein Platz bleibt!*

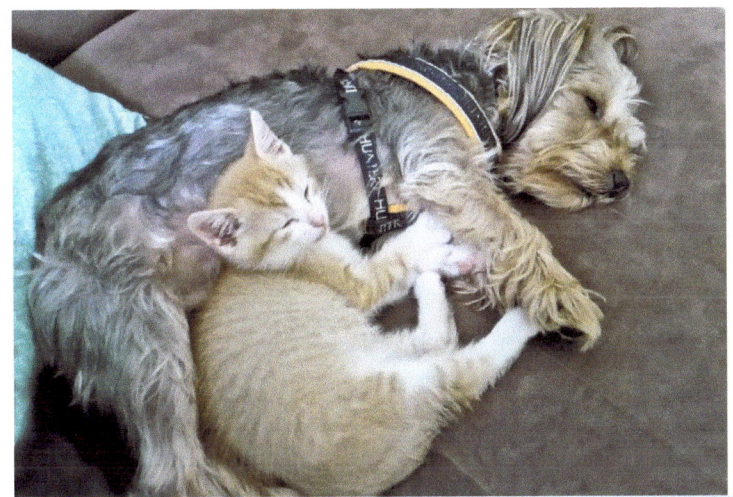

Viele Tierhalter lassen Hund und Katze auch gerne auf die Couch. Unangenehme Gerüche können dann regelmäßig mit EM-Reiniger neutralisiert werden.

Mit Wasser erreicht man im Regelfall eine Befreiung aller Oberflächen von organischen Resten. Sollten die Oberflächen auch mit Resten von Fett versehen sein, muss man natürlich einen Fettlöser zusetzen. In den üblichen Fettlösern sind die wirkenden Bestandteile Tenside. Diese haben die Eigenschaft, dass sie lose Teilchen anziehen, was ihre Reinigungswirkung ausmacht. Damit zeigen sie aber auch die Tendenz, sich an den zu reinigenden Gegenständen anzubinden. Deshalb sollte nach dem Einsatz von herkömmlichen Reinigungsmitteln unbedingt sehr intensiv nachgespült werden. Ins Nachspülwasser sollte man ein wenig EM geben oder von Anfang an die inzwischen sehr gut wirkenden EM-Reiniger verwenden.

In einer Studie, die von einem auf Hygiene in der Lebensmittelerzeugung spezialisierten Tierarzt durchgeführt wurde, wurden Oberflächen in einem Lebensmittel verarbeitenden Betrieb normal mit heißem Wasser und Reinigungsmittel gereinigt. Anschließend wurde die Hälfte der Fläche wie üblich desinfiziert, die zweite Hälfte mit EM-Verdünnung besprüht. Nach 24 Stunden wurde überprüft, welche Mikroben sich wieder angesiedelt hatten. Auf den desinfizierten Flächen befanden sich die üblichen unerwünschten Keime, auf den EM-Flächen eine große Zahl Milchsäuremikroben, aber kaum pathogene Keime.

Die Milchsäuremikroben besiedeln die Oberflächen, halten praktisch alle freien Plätze besetzt und treten als Futterkonkurrenten auf, falls dort Mikrobenfutter hinkommt. So haben pathogene Mikroben kaum Chancen auf weitere Vermehrung.

„Kaum Fliegen in Wohnungen, in denen mit EM gearbeitet wird."
(von Ernst Hammes)

Die Natur hat die Fliege erschaffen, damit sie Fäulnis verarbeitet. Die Eier der Fliege können sich nur in faulendem Milieu entwickeln. Dazu ein kleines Experiment: Tauchen Sie ein kleines Stück Fleisch in EM, ein zweites nicht, und legen Sie beide Stücke bei warmer Witterung auf die Fensterbank. Nach kurzer Zeit wird eine glänzende, grüne Fliege ihre Eier wahrscheinlich auf beiden Fleischstückchen ablegen. Aber nur die Eier auf dem unbehandelten Stück Fleisch werden sich am ersten Tag entwickeln, weil es zu faulen beginnt.

> *Weil Fliegenmaden nur Faules fressen, werden sie seit sehr langer Zeit zur Reinigung faulender Wunden eingesetzt. Sie lassen alle gesunden Zellen in einer Wunde stehen, fressen die abgestorbenen Zellen und produzieren zum Schutz für das eigene Leben einen sehr vitaminhaltigen Schleim. Wenn die Maden durch eine Wunde kriechen, verteilen sie den Schleim und fördern damit die Wundheilung. Gibt es keine faulende organische Substanz, können sich keine Fliegen entwickeln.*

Aus diesen Überlegungen heraus können Tierhalter regelmäßig EM bei der Hausreinigung einsetzen und mindestens einmal am Tag eine EM-Verdünnung in der Wohnung versprühen. Die bevorzugten Plätze der Tiere sollten dabei intensiver besprüht werden. Dabei bekommen die Tiere auch einen Sprühnebel auf ihr Fell und nehmen die Mikroben bei der Fellpflege zusätzlich auf.

In einem Auto, das belästigend nach Tier riecht, kann man diesen Geruch wesentlich reduzieren. Dazu sollte man an mehreren Tagen hintereinander das Auto mit EM-Verdünnung aussprühen. Noch besser ist es, wenn man alle Oberflächen mit EM-Wasser intensiv abwäscht und die Polster mit einem Nass-Trockensauger und EM-Verdünnung reinigt.

Sollte Ihnen der Geruch der EM-Verdünnung nicht angenehm sein, können Sie dem Wasser einige Tropfen Duftöle zugeben. Diese bedecken den Geruch von EM und außerdem haben ätherische Öle eine zusätzliche heilende Wirkung, die man selbst bestimmen kann.

Hinweis: Testen Sie empfindliche Oberflächen zunächst an einer unauffälligen Stelle, ob es evtl. zu Verfärbungen durch die EM-Reiniger kommt.

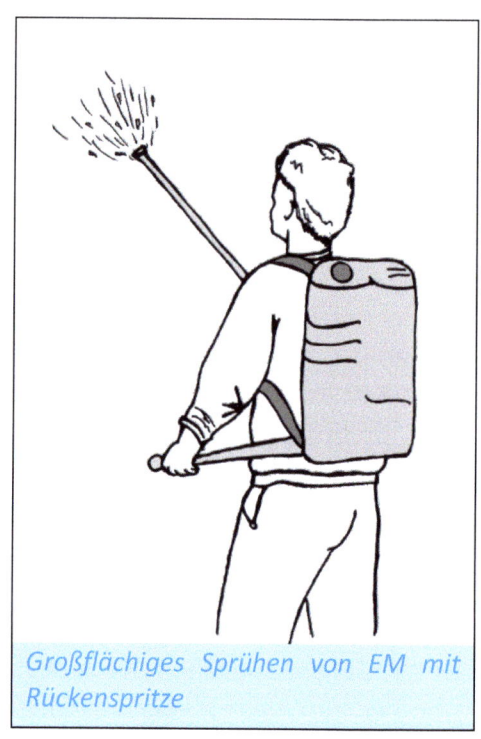

Großflächiges Sprühen von EM mit Rückenspritze

12. Fallbeispiele

Begleitung einer schwierigen Trächtigkeit und Geburt von 5 kleinen Kätzchen mit EM-Technologie (Ernst Hammes)

Unser Sohn hatte eine sehr zarte junge Katze namens Ginger. Sie war eine freiheitsliebende Katze und sehr viel unterwegs. Es kam, wie es kommen musste. Sie war etwa neun Monate alt und gerade mal 1200 g schwer, als sie von einem Kater gedeckt wurde. Plötzlich wurde sie träge und etwas dicker. Unser Sohn ging mit ihr zu einem Tierarzt.
Der stellte fest, dass sie mit fünf Jungen trächtig sei. Als ehemaligem Bauernsohn war mir sofort klar, dass solch ein kleines Kätzchen unmöglich alle fünf Jungen austragen könnte. Entweder würde Ginger oder aber die Jungen Schaden nehmen. Eigentlich war es die Situation, in der man aus Gründen des Tierschutzes das Tier einschläfern lassen sollte.

Aber das kam für uns nicht in Frage. Unser Sohn übernahm die volle Verantwortung für die intensive Versorgung des Kätzchens. Seit wir von der Trächtigkeit wussten, bekam Ginger täglich 5 ml EM und 2 ml EM-X mit einer Spritze direkt ins Maul. Schon nach 2 bis 3 Tagen verschwand ihre Trägheit und ihre Ausflüge wurden wieder so umschweifend wie vor der Trächtigkeit. Ihr Appetit wurde größer und größer. Vergaß unser Sohn die EM- und die EMX-Gabe, merkte man das spätestens am Abend, weil sie dann nicht auf ihre nächtliche Tour loszog. Sie war müde und matt.
Mit ihren fünf Kätzchen im Bauch nahm das ehemals zarte kleine Kätzchen einen erstaunlichen Umfang an. Etwa in

der letzten Woche vor der Geburt wurde Ginger dann alles zu anstrengend. Sie wog inzwischen 2,8 kg und schleppte sich nur noch durch die Zimmer; meistens lag sie im Bett unseres Sohnes. Die Gabe an EMX wurde auf 5 ml pro Tag erhöht.

Ihre Trägheit war für uns außerdem ein Zeichen, dass unbedingt ein Platz für die Geburt, eine Höhle, geschaffen werden musste. Ein Umzugskarton wurde vorbereitet, indem wir ihn mit unverdünntem EM aussprühten und dann im Garten in der Sonne trocknen ließen. Ein Stück Schaffell und einige alte Baumwoll-Handtücher, in EM-Wasser ohne Waschmittel gewaschen, dienten nach dem Trocknen an frischer Luft zum Auspolstern der Geburtshöhle.

Diese fand ihren Platz im Zimmer unseres Sohnes, also in dem Raum, der Ginger am vertrautesten war. Die Höhle nahm Ginger sofort als ihren Rückzugsort an. Eines Morgens, während des Frühstücks, kam unser Sohn ganz aufgeregt in die Küche. Ginger hatte am frühen Morgen zwischen 5 und 6 Uhr fünf gesunde Junge geworfen und dann direkt die Nachgeburt aufgefressen. Nun schlief sie, nachdem die Jungen schon die erste Biestmilch getrunken hatten. Bis zum Abend schaute dann niemand in die Geburtshöhle, weil wir Ginger und ihre Jungen keinem Stress aussetzen wollten. Erst am späten Abend öffneten wir vorsichtig den Deckel des Umzugskartons, nachdem Ginger auf Zuruf unseres Sohnes mit einem kräftigen „Miau" geantwortet hatte. Sie ließ unseren Sohn die Jungen ohne Protest anfassen. Das oberste Handtuch hatte als Windel gedient und wurde entsorgt. Dann bekam jedes Junge einen Tropfen EM und wurde gewogen.

Alle Jungtiere hatten ein Gewicht zwischen 110 g und 115 g. Ein so gleichmäßiges Geburtsgewicht war bei fünf Jungen und einem so jungen, zarten Muttertier nicht zu erwarten gewesen. Ginger bekam auch ihr EM und EMX.
Nach diesem harten Eingriff in die Familienidylle waren die Jungen hungrig, krabbelten sofort an das Gesäuge und störten sich nicht an uns, als wir den Deckel wieder schlossen. Nun war es morgens und abends die Aufgabe unseres Sohnes, die „Windel" zu wechseln und den Kätzchen und der Mutter EM und EMX zu verabreichen.

Am fünften Tag nach der Geburt wurden wir mutig und störten die Familienidylle durch ein Foto mit dem Blitzgerät, um ein erstes Bild von Mutter mit Kindern zu erhalten.
Nun kam die Phase, vor der wir den größten Respekt hatten: fünf kräftige Jungtiere am Gesäuge einer extrem kleinen Katzenmutter. Aber alles lief wunderbar. Ginger verließ die Geburtshöhle drei- bis viermal am Tag, um zum Katzenklo zu gehen und zu fressen. Nach acht Tagen hatten die Kätzchen ihr Geburtsgewicht verdoppelt. Nach etwa zweieinhalb Wochen kamen die Jungen zum ersten Male aus der Höhle, als Ginger sich auf dem Bett unseres Sohnes von ihrer anstrengenden Mutterschaft ausruhte.

Als die Jungen etwa vier Wochen alt waren, begannen sie unter der Aufsicht von Ginger den Garten zu erobern.
Da alle Tiere gesund und extrem munter waren, wurde unser Sohn einige Male mit den EM-Gaben für die Tiere nachlässig. Spätestens am zweiten Tag ohne EM und EMX wurde das Fell von Ginger matt, und daran sahen wir, dass die Tiere ihre Ration nicht bekommen hatten.

Ohne die „EM-Hilfe" war Ginger offenbar mit der hohen Milchanforderung völlig überfordert: Sie brauchte die zusätzliche Energie. Alle Jungtiere entwickelten sich gleichmäßig und erfreuen sich immer noch bester Gesundheit. Unser Sohn ließ Ginger vor der nächsten Rolligkeit kastrieren. Auch die Kastrationswunde wurde täglich mit EM-Verdünnung eingesprüht und verheilte ohne Probleme.

Hautwunde bei Hund „Puma", Mischling, 4 Jahre (Carolin Caprano)

Unser Hund Puma rutschte im Winter beim Gassigang auf vereistem Untergrund aus. Dabei zog er sich eine Zerrung der rechten Schulter zu sowie eine relativ große Hautwunde auf dem rechten medialen Unterarm.
Der Hund lief unklar und zeigte sichtlich Schmerzen in Form von Zittern, Jaulen und Abwehrreaktionen bei der Palpation (Tastuntersuchung). Für die Zerrung an der Schulter wurde dem Hund Arnika in Form des Komplexmittels Traumeel verabreicht und eine Behandlung mit pulsierendem Magnetfeld eingeleitet. Die Wunde wurde gereinigt und verbunden. Die Schmerzen in der Schulter verringerten sich bis zum nächsten Tag, die Wunde allerdings hatte über Nacht stark zu eitern begonnen, die Umgebung der Wunde war extrem gerötet und heiß.

Das Allgemeinbefinden von Puma war herabgesetzt und er wollte nicht laufen und zunächst auch nicht fressen. Der Verband wurde abgenommen und das Fell um die Wunde herum gekürzt. Die Wunde selbst wurde mit EM-Hautspray eingesprüht. Dem Hund wurde außerdem ein Trichter aufgesetzt, damit er nicht an die Wunde herankam, und wir gaben ihm zusätzlich das homöopathische Echinacea für die Körper-Abwehr.

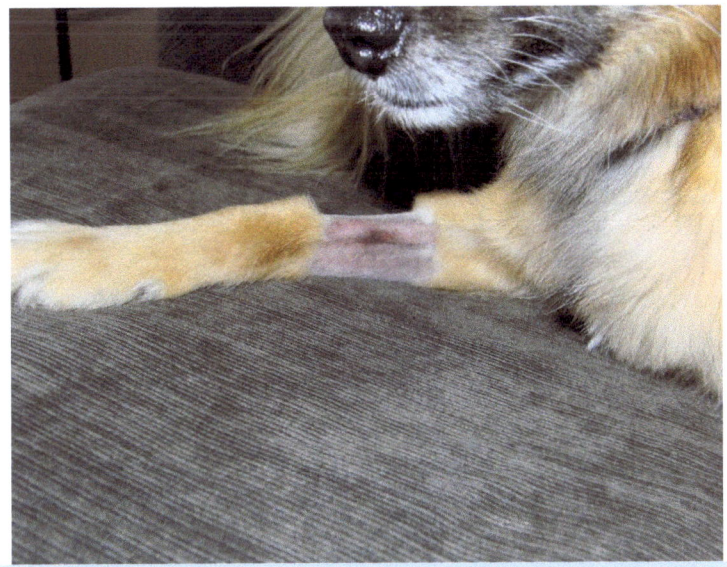

Hautwunde

Bis zum Abend wurde die Haut insgesamt 3x eingesprüht, danach war der Eiter bereits verschwunden. Das Allgemeinbefinden hatte sich auch wieder gebessert und der Appetit kam zurück. Innerhalb der nächsten Tage wurde die Wunde weiterhin 3-4x täglich mit EM behandelt. Sie verkleinerte sich, von den Wundrändern ausgehend, von Tag zu Tag, ohne weitere Komplikationen.

Dysbiose bei Hund „Vito", Mischling, 3 Jahre (Ursula Ricker und Familie)

Vito kam vor ca. drei Jahren im Alter von drei Monaten aus dem Tierheim in unsere Familie. Er ist ein sehr ängstlicher Hund und litt von Anfang an unter Erbrechen und Durchfall und an anderen diversen Erkrankungen.

Wir sind mit ihm immer wieder zum Tierarzt gegangen. Das Erbrechen ließ nach und ist, Gott sei Dank, mittlerweile kein Problem mehr. Wir geben ihm abends nach dem letzten Gassigang noch mal Leckerli, damit sein Magen noch etwas zu tun hat. Wenn Vito zu lange nichts gegessen hat, bildet er zu viel Magensäure. Das Problem des Durchfalls ließ sich leider nicht so einfach beheben. Es fand eine Stuhluntersuchung statt, in der man Giardien feststellte. Dies wurde mit einer zweiwöchigen Antibiotikakur erfolgreich behandelt. Er litt aber immer weiter unter Durchfall und erhielt deshalb in Abständen von 4-6 Wochen immer wieder Antibiotika. Er wurde auf ein spezielles Diätfutter umgestellt. Dies brachte jedoch nur kurzweiligen Erfolg und es ging mit dem Durchfall weiter. Aufgrund der häufigen Gabe von Antibiotika suchten wir nach einer anderen Lösung. Seit Oktober 2008 ist Vito Patient in der Tierheilpraxis von Carolin Caprano. Wir führten ein eingehendes Gespräch und es wurde ein **Behandlungsplan** sowie eine Rezeptierung erstellt:

- für den Aufbau der Darmflora: Petvital DarmGel (Bakterienpräparat) für 12 Tage

- anschließend regelmäßige Zufütterung von Bierhefe (die auch gut für sein Nervenkostüm ist, da reich an natürlichen B-Vitaminen), Bokashi und Heilerde
- Für die Regulation der Magen-Darm-Funktion mit homöopathischem Komplexmittel kam Nux vomica-Homaccord zum Einsatz.
- Zur Harmonisierung der Verdauung wurde immer wieder eine 20-tägige Kur mit einem Futterergänzungsmittel aus Heilkräutern verabreicht. Des Weiteren wurde Vito langsam auf ein neues, hochwertigeres Nassfutter umgestellt.

Damit er mit seinen Ängsten besser umgehen konnte, wurde ihm bei Bedarf Argentum nitricum gegeben.
Wir konnten daraufhin bei Vito eine enorme Verbesserung feststellen. Aufgrund einer Schmerz-Therapie beim Tierarzt mit chemischen Medikamenten wurde Vitos Zustand zwischenzeitlich wieder sehr viel schlechter.
Es wurde eine Fell-Bioresonanzanalyse (Großes Screen), sowie auch eine Kotuntersuchung mit Durchfall-Screen durchgeführt.

Ergebnisse der Kotuntersuchung:
Mäßiger Gehalt an alpha-hämolysierenden Streptokokken; geringer Gehalt an Escherichia coli, Clostridien (Gasbilder) und ebenfalls mäßiger Gehalt an saccharolytischen Keimen, welche ein Hinweis auf einen gesteigerten Gärungszustand im Dickdarm sein können.
Die Ergebnisse der Bioresonanzanalyse waren der Stuhluntersuchung sehr ähnlich. Was aber vor allem wichtig war: Vito litt an einer Dysbiose des Darms, einer leichten Unter-

funktion der Leber (Fettstoffwechselprobleme); zudem ergaben sich eine starke Stress-Symptomatik, Angst und ein stark überreiztes vegetatives Nervensystem.

Nun wurde nochmals eine gründliche Darmsanierung vorgenommen:
Wir haben für Vito vier Wochen lang das Futter selbst gekocht, natürlich fettarm. Dazu wurden in der Praxis eine Futtermittelberechnung und Kochpläne erstellt, welche speziell an Vitos Bedarfswerte angepasst wurden. Hinzu kamen selbstverständlich unterstützende
Präparate wie Coenzyme Compositum, Hepeel, das Enzympräparat Almazyme (dieses wurde umgestellt auf Enzymatin aus der Humanmedizin).
Für sein Nervenkostüm und die Psyche gab es Bachblüten und Aromatherapie.
Nach dieser Zeit haben wir Vito wieder nach und nach auf seine hochwertigen Fertigfutter umgestellt und achten sehr darauf, dass der Fettgehalt niedrig dosiert ist. Die oben genannten Präparate und auch nach wie vor Hefetabletten und Heilerde gehören zu seiner täglichen Nahrung.
Selbstverständlich kontrollieren wir auch immer seinen Stuhl auf Farbe (gelbliche Verfärbungen können Hinweise auf Leber und/oder Galle sein) und Konsistenz.
Ändert sich sein Stuhl, können wir sofort mit entsprechenden Mitteln, wie in der Praxis abgesprochen, helfen und verhindern so den sich bildenden Kreislauf des sehr starken Durchfalls. Mit dieser Behandlungsform geht es Vito sehr viel besser, wenn nicht sogar sehr gut.

Erfolgreiche Collie-Zucht mit EM (Roswitha Gunzelmann)

Seit 1997 sind wir (www.gunzelmann-collies.de) eingetragene Collie-Züchter. Anfang 2002 lernte ich durch eine Freundin EM kennen und schätzen. Seitdem sind die Effektiven Mikroorganismen ständige Begleiter Ziel, sehr gesunde und ausgeglichene Tiere heranzuziehen, damit die späteren Besitzer möglichst viel Freude an ihrem Hund haben.
Collies wurden seit dem 13. Jahrhundert in Schottland als Hütehunde gezüchtet. Seit den Fernsehfilmen mit dem Collie „Lassie" gehören die Collies zu den bekanntesten Hunderassen. Sie gelten als besonders intelligent und lernfähig und sind deshalb ideale Begleiter für Familien.
Die Collies sind besonders empfindlich gegen allopathische Medikamente. Auch für andere Hunde oder Menschen harmlose Mittel wie Durchfall-, Herzmittel oder Antibiotika lösen bei Collies die Nebenwirkungen aus, die auf den Beipackzetteln beschrieben sind. Von daher ist es ein Generalziel eines Collie-Züchters, die eigene Grundimmunität der Tiere vom Beginn des Lebens an zu stärken. Die Grundimmunität kann aber nicht durch herkömmliche Hygienemaßnahmen herbeigeführt werden. Die Tiere erlangen sie nur, wenn sie von Geburt an die richtigen Mikroben in ihrem Körper haben.
Deswegen erhalten unsere Hunde ihr artgerechtes Futter immer mit ein wenig EM zusammen. Insbesondere Fertigfutter hat kaum mehr artgerechte Mikroben, und deswegen kommen immer ein paar Tropfen EM darüber. So verhelfen wir unseren Tieren laufend zu den Verdauungsmikroben, die ihr Immunsystem schützen, beziehungsweise mit aufbauen. Unsere Collies sind wesentlich ausgeglichener als

andere und können deswegen ihre ihnen eigene Intelligenz und die guten Elterneigenschaften ausleben. Gesunde und ausgeglichene Eltern haben gesunde und ausgeglichene Nachkommen. Besonders auffällig ist, dass wir auch bei großen Würfen keine Krümmerer (lebensschwache Tiere) haben, sondern alle geborenen Hundebabys gesund und gleichmäßig heranwachsen.

Besonders wertvoll ist EM für uns bei der täglichen Pflege. Dadurch, dass die Tiere einen gesunden Darm haben, müssen wir sehr wenig Aufwand bei der Fell- und Hautpflege betreiben. Auch kleine Wunden behandeln wir, indem wir diese mit den erwünschten Mikroben pflegen und dadurch eine sehr schnelle Abheilung erzielen.

Nachwort

Unsere Tiere fühlen

Jeder Tierhalter weiß aus seinem Umgang mit den Tieren, dass alle Tiere fühlende Wesen sind. In unserem Rechtssystem (Bürgerliches Gesetzbuch) sind Tiere jedoch als Sache beschrieben. Diese Einschätzung hat über Jahrhunderte den Umgang mit Tieren geprägt. Schon die Philosophen der alten Griechen kamen zu der Auffassung, dass das Tier eine Sache sei. Bei dem Versuch, den Menschen als Krönung der Schöpfung zu beschreiben, war den Philosophen entgangen, dass Tiere auch Empfindungen haben und viele eigene Entscheidungen treffen.

In der Süddeutschen Zeitung (Nr. 34 vom 11.02.2010) beschreibt Katrin Blawat den aktuellen Stand der Forschung zu den unterschiedlichen individuellen Charakteren von Tieren. Man beobachtet heute sehr intensiv, dass es sowohl Draufgänger als auch zögerliche Tiere gibt, ähnlich wie bei den Menschen. Franjo Weissing von der Universität Groningen zum Beispiel beschreibt, dass unterschiedliche Charaktere für die Überlebenschance einer Art sehr wichtig sind. So erobern Draufgänger schnell unbekannte Territorien und pflanzen sich schneller fort, sterben aber auch schneller, weil sie höhere Risiken eingehen. Die Schüchternen müssen länger auf die Fortpflanzung warten, leben aber länger, weil sie kaum Risiken eingehen. Interessant ist, dass die Draufgänger einen wesentlich höheren Testosteronspiegel haben als die Schüchternen.

Gerade aus der Forschung über den Hormonhaushalt der Tiere wissen wir, dass sie genau wie der Mensch Stress und Wohlbehagen empfinden.

Wer sich in diese Thematik näher einlesen will, sollte „Tierisch vergnügt" (Auflage vom September 2007) von Jonathan Balcombe lesen. Er zeigt auf, wie Tiere „nur zum Spaß" oder „aus Vergnügen" handeln.
Auch Peter Wohlleben beschäftigt sich in seinem Buch „Das Seelenleben der Tiere: Liebe, Trauer, Mitgefühl - erstaunliche Einblicke in eine verborgene Welt" (Auflage vom 13. Juni 2016) mit diesen Themen.

Jahrzehnte lang ging es in der wissenschaftlichen Verhaltensforschung immer nur um Überlebensstrategie, Rangordnung, Dominanz usw. Aber diese beiden Autoren stellen die aktuellen Forschungen vergnüglich und fundiert dar, sodass jeder Tierhalter einen neuen Blick auf seine eigenen Tiere entwickeln kann.

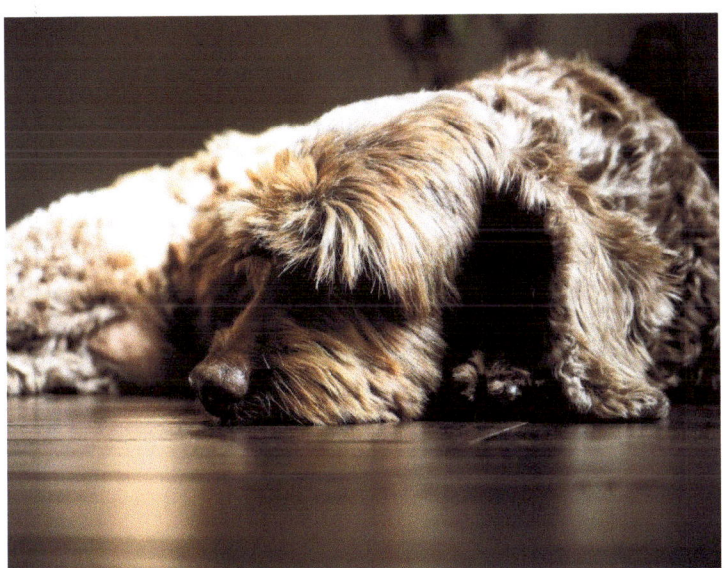

Die Natur, so erkennen wir heute nach den letzten Forschungen der Quantenphysik, muss ein sehr einfaches Grundprinzip haben, nach dem sich alles Leben auf dieser Welt richtet.

Beobachten wir also weiterhin die Natur. Wir könnten es aufgeben, gegen die Natur zu kämpfen, sondern die Wege mit ihr zu finden. Damit wird das Leben für alle leichter und angenehmer.

Lexikon: EM – Begriffe

Einige Namen und Begriffe tauchen in diesem Buch immer wieder auf. Manchmal ist es leider nicht möglich, alles im laufenden Text in die Worte des täglichen Lebens zu fassen. Deswegen folgen hier einige Erläuterungen zu Namen und Begriffen.

Prof. Dr. Teruo Higa, ein japanischer Hochschullehrer für Gartenbau, ist der Entdecker der EM, was ausgeschrieben "Effektive Mikroorganismen" heißt. Er hat es geschafft, Mikroben aus der Lebensmittelherstellung so in ein Medium zu bringen, dass sie in guter Nachbarschaft miteinander leben und somit das EM stabil bleibt. Er hat EM nicht patentieren lassen, weil er meint, dass nur so eine unkomplizierte Verbreitung möglich sei. In seinem Buch „Eine Revolution zur Rettung der Erde" beschreibt er seine Forschungen, erläutert, warum er die weite Verbreitung von EM für wichtig hält. Er berichtet auch, wo EM auf dieser Welt schon eingesetzt wird.
Zurzeit arbeiten in Europa mehr als 10.000 Bauern und über 80.000 Haushalte mit EM. EM wird in über 120 Ländern dieser Welt genutzt. In Europa ist EM erst seit 1997 bekannt.

EM ist eine dunkelbraune Flüssigkeit. Sie riecht leicht säuerlich-aromatisch und zur Herstellung werden Milchsäurebakterien, Hefen, Fotosynthesebakterien, Zuckerrohrmelasse und Wasser verwendet.

Da mehrere verschiedene Mikrobenarten zusammen in einer Flasche enthalten sind, sprechen wir bei solchen Produkten von Multimikrobenpräparaten.

Zwei Stämme von Milchsäurebakterien und eine Hefe sind die hauptsächlichen Wirkstoffe. Milchsäurebakterien und Hefen nutzen die Menschen seit Tausenden von Jahren bei der Herstellung von Lebensmitteln.
Wenn die Menschen diese guten, erwünschten Mikroben in Lebensmitteln vermehren, entstehen immer bessere Produkte. Aus frischem Fleisch wird Schinken oder Dauerwurst, aus Weißkohl Sauerkraut, aus Teig Brot und aus Traubensaft Wein. So erkennen wir aus der Lebenspraxis: Wo viele erwünschte Mikroben sind, entstehen erwünschte Resultate. Wenn wir wissen, welche Resultate wir wünschen, können wir die erwünschten Mikroben an den Ort bringen, wo sie ihre Arbeit tun sollen.

Die Wirkung von Multimikrobenpräparaten, die auf Milchsäurebakterien aufbauen, ist in Deutschland seit Jahrzehnten bekannt. In der Wissenschaft wurden und werden die Produkte misstrauisch beäugt, weil über das Zusammenwirken der Mikroben zu wenig bekannt ist. Leider kennt die Wissenschaft weniger als 10 % der Hefen, Pilze, Bakterien und sonstigen Einzeller, weil die meisten Mikroben sich nicht isolieren lassen. Viele Mikrobenarten können nur in ihren Biotopen, nicht in der Petrischale oder dem Reagenzglas, existieren. Deswegen sind Multimikrobenpräparate mit den heutigen wissenschaftlichen Methoden nur sehr schwer zu erforschen. Die Menschen schätzen die guten Mikrobenbiotope und deren Wirken seit jeher auch ohne wissenschaftliche Bestätigung. Ohne zu wissen, dass Faulmikroben in Wunden durch Wasserstoffperoxid im Honig in ihre Schranken gewiesen werden, benutzten und benutzen sachkundige Menschen Honig zur Wundpflege schon seit Urzeiten.

Im Jahre 2006 wurde in der Presse gemeldet, dass man am Universitätsklinikum Bonn Honig bei der Pflege schwieriger Wunden erfolgreich einsetzt. Es gibt aber die begründete Hoffnung, dass sich die Wissenschaft über kurz oder lang auch den milchsauren Multimikrobenpräparaten zuwendet. Vielleicht wird sie eines Tages erklären können, wie ein erwünschtes Biotop aus Tausenden oder Millionen von Einzelwesen funktioniert. Es könnte uns den Weg zu weiteren Anwendungen öffnen.

EM als Begriff wird in diesem Büchlein verwendet, um EM oder EMa in der Anwendung zu beschreiben. EM ist die Mikrobenmischung, die Sie kaufen können. Für alle Anwendungen bei der Futterbereitung oder der Pflege des Bodens kann man durchaus EM oder EMa verwenden. EM ist vom Hersteller auf ein Jahr haltbar geschrieben. Doch wenn man EM intensiv einsetzt, wird manchem der Preis von etwa 25 € je Liter ein Hindernis sein. Deswegen empfehlen wir den Menschen, die auf ihren Geldbeutel achten, mit Zuckerrohrmelasse, Wasser und EM das aktivierte EMa herzustellen. Aus einem Liter EM + Zuckerrohrmelasse + Wasser kann man 33 Liter EMa bei 35 bis 37 Grad in sieben Tagen selbst herstellen. Nur sollte man beachten, dass EMa immer recht frisch sein muss. Ein Ansatz soll in 14 Tagen verbraucht sein.

Der Grund: Im EM schlafen die Mikroben. Im EMa sind sie sehr aktiv und verbrauchen viel Energie. Diese Energie nehmen sie aus der Zuckerrohrmelasse. Ist diese verbraucht, können sich die Mikroben nicht mehr selbst erhalten. Die Lösung kann verderben und riecht dann nach Schwefelwasserstoff (faulen Eiern). Also: EM und EMa können beide für die gleichen Zwecke verwendet werden. EM ist lange haltbar, EMa kann verderben und riecht dann unangenehm.

Milchsäurebakterien scheinen die wahren Künstler des Lebens zu sein. Sie bestimmen das Milieu, in dem aus Kohl Sauerkraut wird.
In der Zeit der großen Diskussion über die sogenannte Vogelgrippe wurde aus Korea gemeldet, dass eine große Herde von Masthähnchen, bei denen die Vogelgrippe diagnostiziert war, nach der Verabreichung von Sauerkraut innerhalb von zwei Tagen völlig gesund war. Der Eigentümer der Masthähnchen hatte eine Fabrik, in der die traditionellen Sauergemüse für den koreanischen Markt hergestellt werden. Deswegen stand genügend Sauergemüse zur Verfügung, um über 100.000 Masthähnchen damit zu füttern. Vergleichbare Erfahrungen hat der Autor mit erkrankten Sauen gemacht.

Zuckerrohrmelasse ist ein sehr aromatischer, dunkelbrauner und zähflüssiger Saft, der bei der Herstellung von Weißzucker aus Zuckerrohr als Rest übrig bleibt. Er enthält viele Mineralien, sehr interessante Eiweiße und natürlich große Reste an Zucker. Damit ist dieser Saft ein ideales Futtermittel, um Mikroben zu vermehren. In der Naturheil-

kunde hat die Melasse eine wichtige Stellung. Wer mehr darüber wissen will, sollte das Buch „Das schwarze Wunder" von Cyril Scott" lesen. In der EM-Technologie wird Zuckerrohrmelasse zur EMa-Herstellung verwendet, weil damit seit über 25 Jahren gute Erfahrungen vorliegen.
In der Praxis der EM-Technologie wird die Qualität am pH-Wert (unter 3,9) und an Geruch und Geschmack geprüft. So haben wir das in Japan und Thailand gelernt. Hierzulande prüfen wir den pH-Wert mit speziell dafür entwickelten Messstäbchen (Lackmuspapier).

EM-Technologie nennen die EM-Insider alles, was mit EM zusammenhängt.
Auf der Grundlage der Mikroben-Technologie wird zum Beispiel auch die EM-Keramik gefertigt. Es gibt EM-Putzmittel, die ganz hervorragend arbeiten und nicht nur völlig abbaubar sind, sondern sogar noch die Abflüsse und Abflussrohre pflegen. Lebensmittel von Landwirten, die mit EM arbeiten, zeichnen sich durch gute Haltbarkeit und exzellenten Geschmack aus. Käse, Kaffee, Reis, Wein, Eier, Obst, Fisch, Fleisch und andere Lebensmittel sind schon im Handel.

EMa-Herstellung lernen Sie bei zertifizierten EM-Beratern. Sie können auch im Buch „EM Lösungen, Haus und Garten" (Ernst Hammes, Gisela van den Höövel) oder anderen EM-Büchern nachlesen.

Mikroben sind sehr kleine Lebewesen, die nur aus einer einzigen Zelle bestehen. Man kann sie nur unter dem Mikroskop sehen. Es gibt Mikroben mit und ohne echten Zellkern. Mikroben waren die ersten Lebewesen auf unserem Planeten. Aus ihnen hat sich alles Leben entwickelt. Die Urmikroben, so könnte man sagen, enthalten alle genetischen Informationen. Sonst hätte sich der Rest des Lebendigen nicht auf der Erde entwickeln können. Die Menschen haben heute häufig Angst vor Mikroben, weil sie diese nur im Zusammenhang mit Krankheit kennenlernen.

Wir Menschen nutzen seit Jahrtausenden die Kraft der guten Mikroben, um Lebensmittel zu verbessern. In unserem eigenen Verdauungssystem haben wir zehnmal mehr Mikroben, als wir Körperzellen besitzen. Mikroben sichern das Leben auf diesem Planeten.

Dominanz bedeutet Herrschaft. Mit den vielen guten Milchsäurebakterien (Mikroben) in EM stellt man die Herrschaft der guten Mikroben her. Dann haben andere, möglicherweise krank machende, Mikroben keinen Platz mehr, sich über die Maßen zu vermehren, und können nicht schaden.

Danksagung

Zum ersten Mal hat dieses Buch unter dem Titel „EM-Lösungen kompakt – Hunde und Katzen" das Licht der Welt erblickt. Damals hat dies der Verlag Eifelkrone möglich gemacht, den es jetzt leider nicht mehr gibt.
Da mir dieses Buch jedoch sehr am Herzen lag und liegt, habe ich mich entschlossen, es zu überarbeiten und wieder auflegen zu lassen.

Ich bedanke mich bei allen, die mich auf meinem Weg zur Vollendung dieser Neuauflage begleitet haben.
Allen voran meinem Mann und meiner restlichen Familie.
Dann natürlich meinen Gastautoren und all denjenigen, die Fotos beigesteuert oder Probe gelesen haben.

Und „last but not least" all den Tieren, die mich privat und beruflich schon begleitet haben und denen ich zum größten Teil meinen Erfahrungsschatz verdanke.

Carolin Caprano

- ➢ Tierheilpraktikerin (ATM)
- ➢ Tierphysiotherapeutin
- ➢ Autorin
- ➢ Illustratorin

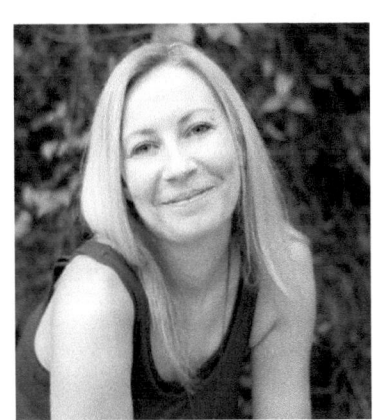

www.carolin-caprano.com

Vielleicht interessieren Sie auch meine anderen Bücher zum Thema Tiernaturheilkunde?

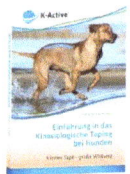

„Einführung in das Kinesiologische Taping bei Hunden"
Buchveröffentlichung (deutsch und englisch) über den K-Active-Verlag

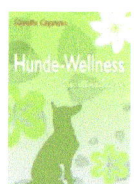

„Hunde-Wellness für Einsteiger"
Buchveröffentlichung bei telegonos-publishing

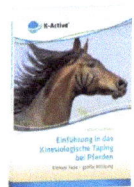

„Einführung in das Kinesiologische Taping bei Pferden"
Buchveröffentlichung (deutsch und englisch) über den K-Active-Verlag

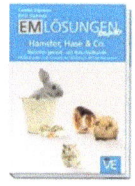

„EM Lösungen kompakt – Hamster, Hase & Co."
Buchveröffentlichung im Verlag Eifelkrone (jetzt K75 Medienpark)

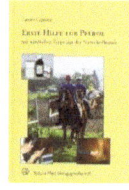

„Erste Hilfe für Pferde"
Buchveröffentlichung im Verlag Natura Med

Literaturangaben

Jonathan Balcombe: Tierisch vergnügt: Ein Verhaltensforscher entdeckt den Spaß im Tierreich, 1. Auflage (September 2007), Verlag Kosmos, ISBN 978-3440110065
Consilium Cedip: Veterinaricum, 3. Auflage 2003, Redaktion Sigrun Borstelmann, CEDIP Verlagsgesellschaft mbH Ismaning bei München, ISSN 0940 – 7456
Wolfgang Daubenmerkl: Tierkrankheiten und ihre Behandlung, 2. Auflage, Wissenschaftliche Verlagsgesellschaft mbH Stuttgart, ISBN 3-8047-2103-6
DHU: Homöopathisches Repetitorium, Ausgabe 2001, Deutsche Homöopathische Union Karlsruhe
Ernst Hammes, Gisela van den Höövel: EM Lösungen Haus und Garten, 2. Auflage (Juli 2006), Verlag Eifelkrone Musik & Buch, ISBN 978- 3937640310
Ernst Hammes: EM und der Kreislauf des Lebens: naturwissenschaftlich – philosophisch – logisch, 4. Auflage. (Oktober 2008), Verlag Eifelkrone Musik & Buch, ISBN 978-3937640693
Anna Laukner: Katzen füttern: Gesund - lecker - appetitlich, 1. Auflage (Januar 2007), Verlag Ulmer (Eugen), ISBN 978-3800153381
Cyrill Scott: Das schwarze Wunder, 15. Auflage (Januar 1994), Vita Reform-Verlag
Doris Wroblewski: Übersäuerung, Schriftenreihe von Natur und Medizin Patientenratgeber Nr. 32

Weiterführende Literatur

J. A. Bauer, E. J. Wormer: Klostermedizin Heilkunde und Lebenskunst (Gesundheit Vitalität & Lebensfreude), Lingen Verlag Köln (2009)
J. A. Bauer, E. J. Wormer: Medizin und Gesundheit - Neues großes Lexikon, Lingen Verlag Köln (2004)
Jörg Blech: Leben auf dem Menschen: Die Geschichte unserer Besiedler, 5. Auflage (Juni 2000), Rowohlt Taschenbuch Verlag, ISBN 978- 3499608803
Helmut Meyer, Jürgen Zentek: Ernährung des Hundes: Grundlagen, Fütterungspraxis, Diätetik, 5 Auflage (Februar 2005), Verlag Parey Bei Mvs, ISBN 978-3830441519
Susanne Reinerth: Natural Dog Food: Rohfütterung für Hunde – Ein praktischer Leitfaden, 1. Auflage (Juni 2005), Books on Demand, ISBN 978-3833430633
Carolin Quast: Heilkräuter und Heilpflanzen. Therapie für Hunde und Katzen. Ein Symptomenverzeichnis, 1. Auflage (März 2006), NaturaMed Verlagsgesellschaft, ISBN 978-3930706297
Anne Lorch: Eine Chance für unsere Erde, Effektive Mikroorganismen und ihre Wirkungsweise, Eigenverlag 2010, ISBN 978-3-033-02354-3